PERFEKTES
KÖRPERTRAINING

**Ein Leitfaden für
modernes Krafttraining**

D1676991

Wolfgang Seibert

PERFEKTES
KÖRPERTRAINING
Ein Leitfaden für modernes Krafttraining

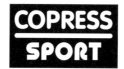

Der Autor

Wolfgang Seibert, Jahrgang 1944, A-Lizenztrainer des Bundesverbandes Deutscher Gewichtheber, ist seit 1975 Fitneßreferent im Bayerischen Gewichtheberverband und in dieser Funktion mitverantwortlich für die Trainerausbildung. Darüber hinaus ist er u. a. beim Bayerischen Landessportverband und der Akademie für Erwachsenenbildung in der Übungsleiteraus- und weiterbildung bzw. Trainingslehre tätig. Wolfgang Seibert ist selbst sportlich aktiv im Gewichtheben und Kraftdreikampf sowie im Marathon, Judo und Geräteturnen.

Produktion und Layout:
VerlagsService Dr. Helmut Neuberger & Karl Schaumann GmbH

Umschlaggestaltung: Studio Schübel
Titelfoto: Superstock

Zeichnungen (nach Vorlagen des Autors):
Heinz Bogner, Günter Wiesler

Die Deutsche Bibliothek – CIP-Einheitsaufnahme
Seibert, Wolfgang:
Perfektes Körpertraining: Ein Leitfaden für modernes Krafttraining/Wolfgang Seibert
8., durchges. Aufl. –
München : Copress Sport, 2000
(Sportinform Fitness)
ISBN 3-7679-0622-8

8., durchgesehene Neuausgabe

Gesamtherstellung: Stiebner, München
www.stiebner.com
Printed in Germany
ISBN 3-7679-0622-8

Literaturverzeichnis

Cotta, Horst: Der Mensch ist so jung wie seine Gelenke. München 1981
Ehlenz, Hans / Grosser, Manfred / Zimmermann, Elke: Krafttraining. München, Wien, Zürich 1983
Ehlenz, Hans / Grosser, Manfred / Zimmermann, Elke: Richtiges Muskeltraining. München, Wien, Zürich 1984
Flöthner, Reiner / Hort, Walter: Sportmedizin im Mannschaftssport. Erlangen 1983
Grosser, Manfred / Herrmann, Heike / Tusker, Ferdinand / Zintl, Fritz: Die sportliche Bewegung. BLV Verlagsgesellschaft 1987
Harre, Dietrich: Trainingslehre. Berlin 1975
Hollmann, Wildor / Hettinger, Theodor: Sportmedizin – Arbeits- und Trainingsgrundlagen. Stuttgart, New York 1980
Hort, Walter / Flöthner, Reiner: Die Muskulatur des Leistungssportlers. Erlangen 1983
Kapandji, J.A.: Funktionelle Anatomie der Gelenke. Band 1, 2 und 3. Ferdinand Enke Verlag 1985
Kuhn, Wolfgang: Funktionelle Anatomie des menschlichen Bewegungsapparates. Schondorf 1979
Kusnewzow, W.W.: Kraftvorbereitung. Berlin 1972
Letzelter, Manfred: Trainingsgrundlagen. Reinbek 1978
Lotzelter, Manfred / Letzelter, Helga / Steinmann, Werner: Optimales Heimtraining mit Fitneßgeräten. sportinform Verlag 1985
Lenhart, Peter / Seibert, Wolfgang: Funktionelles Bewegungstraining: Gesundheits Dialog Verlag 1994
Peterson, Lars / Renström, Per: Verletzungen im Sport, Deutscher Ärzte-Verlag Köln 1987
Reichel, Hilde Sabine: Gezielte Gymnastik. sportinform Verlag 1987
Reichel, Hilde Sabine: Hilfe bei Rückenschmerzen. sportinform Verlag 1988
Schoberth, Hannes: Mehr Freude am Sport. München 1980
Seibert, Wolfgang: Spezial-Trainingsplan für die Figur. sportinfrom Verlag 1987
Spitz, Lothar / Schnell, Josef: Muskeln Sie sich. Fa. E. Spitz. Egelsbach 1983
Tittel, Kurt: Beschreibende u. funktionelle Anatomie des Menschen. Stuttgart 1974
Weineck, Jürgen: Optimales Training. Erlangen 1980
Weineck, Jürgen: Sportanatomie. Erlangen 1979

Inhalt

Vorwort

Der hohe Wert einer regelmäßigen sportlichen Betätigung für Gesunderhaltung, körperliche Ausdauer und der damit verbesserten Leistungsbereitschaft äußert sich im zunehmenden Fitneßbestreben. Haltungsstörungen und -fehler stellen heute gewohnte Zivilisationskrankheiten dar, die ihren Anfang häufig in der Schulzeit nehmen und später zu chronischen Beschwerden führen. Wesentliche Ursache dafür ist eine schwache Muskulatur bzw. eine unzureichende aktive Stabilisierung der Wirbelsäule. Nur ein regelmäßiges Muskeltraining vermag das Fortschreiten der Beschwerden zu verhindern.

Andererseits steigt aber auch die Zahl der Personen, die z. B. im Alltag unter erheblichem psychischem oder physischem Streß stehen, die vielleicht auch schon Jahrzehnte keinen Sport mehr betrieben haben, sich jedoch nicht mit der sog. physiologischen Leistungskurve abfinden wollen, plötzlich wieder sportliche Aktivitäten entwickeln und unter anderem auch mit einem Muskelaufbautraining beginnen.

Herr W. Seibert hat auf der Basis einer vieljährigen praktischen Erfahrung sowohl mit Leistungssportlern nahezu aller Disziplinen und Leistungsklassen als auch mit Breitensportlern und sportwilligen Kranken eine Trainingsanleitung zusammengestellt, die jedem das zum Verständnis der Übungen erforderliche Grundwissen und die für die Praxis nötigen Informationen und Hinweise liefert. Konkrete Trainingspläne unterschiedlicher Schwierigkeitsgrade bieten die Möglichkeit eines gezielten und effektiven Muskelaufbautrainings. Schon sehr bald wird dem Trainierenden die Wirkung einer gekräftigten Muskulatur bewußt. Ein regelmäßiges Training fördert auch die Freude an der Leistung, hebt Stimmung und Körperbewußtsein. Diese Trainingshilfe wird ein wertvoller Berater für die tägliche Praxis sein.

Prof. Dr. Christian Feldmeier
Klinik u. Poliklinik für Sportverletzungen
der Technischen Universität München

Kapitel 1
Perfektes Körpertraining

In den vergangenen Jahren hat sich eine allmähliche Wandlung in der Einstellung zum eigenen Körper vollzogen. Noch vor etwa 20 Jahren wurde der »Bauch als Statussymbol« angesehen, und einem muskulösen gutgeformten Mitbürger gestand man nicht einmal ein Minimum an Intelligenz zu. Heute strebt ein Großteil der Bevölkerung nach einem straffen sportlichen Körper und damit verbundenem erhöhtem körperlichen Wohlbefinden.

Das neue Körperbewußtsein

Wie ist diese Wandlung des eigenen Körperbewußtseins zu erklären? Ein Grund dafür ist sicherlich in der aktuellen Arbeitszeitverkürzung zu suchen. Körperliche Unterbeanspruchung und die größer werdende Freizeit führen zu einer Bewegungssehnsucht und der Suche nach geeignetem Ausgleich. Mit Sicherheit spielt auch die heutige Arbeitsmarktlage mit ihren ständig wechselnden Ansprüchen und die hohe Arbeitslosenquote eine große Rolle. Einem über 40jährigen Menschen traut man häufig nur im gesunden Zustand zu, den heutigen harten Beanspruchungen in der Industrie gewachsen zu sein. Wer sportlich fit ist, kann auch im beruflichen Leben mehr leisten, ohne erschöpft und ausgebrannt zu wirken. Natürlich strebt kaum einer dieser neuen körperbewußten Generation danach, wie ein Leistungs-Bodybuilder auszusehen, gewünscht wird eher die sportliche straffe Erscheinung. Mittlerweile trainieren ca. 2 Millionen Menschen in privaten Fitneß-Studios, und die Zahl vermehrt sich fast täglich. Wer möchte da schon gerne zurückstehen und bei gemeinsamen Aktivitäten mit Familie, Freunden oder Nachbarn seine fehlende Fitneß sich innerlich vor Augen führen lassen. Der Kauf dieses Buches ist vielleicht ein Beginn, dem völlig normalen biologischen Abbau der körperlichen Kräfte entgegenzuwirken. Richtiges Körpertraining baut langsam auf und verbessert Ihre Leistungsfähigkeit und persönliche Fitneß.

Ihre ganz persönliche Fitneß

Jeder von uns wird schon einmal bei gemeinsamen sportlichen Aktivitäten, z. B. einer Bergtour mit Freunden und Kollegen, das schier unerschöpfliche Kraftreservoir eines Teilnehmers bewundert haben. In abendlichen Gesprächen wird dann häufig diese Fertigkeit als Fitneß bezeichnet. Diese Bewunderung kann dann später bei einem Schwimmbadbesuch durchaus einem anderen zuteil werden, der durch eine ausgefeilte Technik auffällt. Auch diese Fähigkeit bezeichnet man als Fitneß und hält sie für erstrebenswert. Hier zeigt sich aber schon, wie schwierig die Definition dieses Wortes eigentlich ist. Bisher wurde nur die Tauglichkeit für irgend etwas bewundert und läßt wenig Rückschlüsse auf eine allgemein gute Leistungsfähigkeit zu.

Unter einer guten Leistungsfähigkeit versteht man eine möglichst gleichmäßige Ausformung der motorischen Grundeigenschaften
- Kraft
- Beweglichkeit
- Ausdauer
- Schnelligkeit
- Koordination

Es wird aus Zeit- und Motivationsgründen kaum möglich sein, alle Grundeigenschaften gleichmäßig zu trainieren. Sie werden kaum umhin kommen, Schwerpunkte zu setzen und danach Ihr persönliches Programm aufzustellen. Der Kauf des Buches zeigt zumindest, daß Sie möglicherweise dem Körpertraining mit Geräten bzw. Gewichten einen gewissen Vorzug einräumen.

Um Kritiken vorzubeugen, möchte ich noch einmal ausdrücklich darauf hinweisen, daß z. B. die Ausdauer und Beweglichkeit durch ein Bodybuilding-Training nur in einem begrenzten Ausmaß zu verbessern sind. Verfolgen Sie Ihre ins Auge gefaßten Ziele mit dem nötigen Ernst, ohne dabei den Spaß zu verlieren. Vermeiden Sie Vergleiche mit Gleichgesinnten, zumal bei der Vergleichbarkeit Geschlecht, Lebensalter, Beruf, Trainingszustand, Motivation und Eignung eine nicht zu unterschätzende Rolle spielen. Jede Form und Art von Körperbewegung bringt Sie Ihrem persönlichen Ziel ein Stück näher.

Arndt-Schulze stellte eine bekannte und plausible Regel auf:
- der Gebrauch erhält
- die Anstrengung fördert
- die Überanstrengung schadet.

Der beste Weg ist also, einen Mittelweg zwischen Nichtstun und Überanstrengung zu finden, um Ihre persönliche Fitneß zu verbessern.

Begriffsbestimmungen beim Körpertraining

Der außenstehende Betrachter wird immer wieder durch eine Fülle von Begriffsbestimmungen verwirrt. Als Interessent weiß er nicht, ob er sich nun für Krafttraining, Bodybuilding, Body-Styling oder gar Body-Fitneß entscheiden soll. Die Zielvorstellung, überflüssiges Fettgewebe durch eine gute funktionelle Muskulatur zu ersetzen bzw. Proportionen zu verbessern, ist meistens vorhanden. Ein Neuling auf dem Gebiet des Körpertrainings wird sich immer schwertun, den richtigen Weg zur Realisierung dieser Wunschvorstellung zu finden.

Einige Tips können Ihnen vielleicht helfen, Ihr Ziel ohne beschwerliche Umwege und unnötige Kosten schneller zu erreichen:
Unter **Bodybuilding** versteht man ein gezieltes Körpertraining mit entsprechenden Geräten, Lang- bzw. Kurzhanteln, zur Figurverbesserung. Später werden wir noch darauf zu sprechen kommen, daß sich hier der Bogen vom Präventiv- bis hin zum Rehabilitationstraining spannen kann.
Body-Styling bzw. **Body-Fitneß** sind neue und meiner Ansicht nach überflüssige Wortkombinationen, die das noch vor Jahren bestehende Negativimage des Body-Buildings abbauen sollten. Oft wurde damit auch ein Aerobic-Training mit Hanteln umschrieben.
Krafttraining ist ein Sammelbegriff und hat eine lange Tradition. Von jeher galt es schon als ideale Trainingsmethode, die Kraftwerte zu verbessern und eine damit verbundene Leistungssteigerung in den einzelnen Sportarten zu erreichen.

Die meisten in Vereinen organisierten Sportler kennen die typischen Krafträume, meistens im Kellergeschoß liegend, mit dem Image einer Folterkammer.
Erst mit der Verbreitung von Sportstudios und einem immer größer werdenden Kreis von Bodybuilding-Anhängern wurden auch diese Räume durch eine bessere Ausstattung den heutigen Bedürfnissen angepaßt. Traditionelle Vereine bieten noch heute Bodybuilding unter den Begriffen Fitneß- und Krafttraining an, obwohl hier Berührungsängste völlig überflüssig wären. Die Zielstellung, einen gesunden und leistungsfähigen Körper zu erreichen, steht im Vordergrund, und dazu dürfen wir uns auch bekennen. Bodybuilding bedeutet nicht nur Leistungssport, sondern auch Breitensport. Vergessen Sie einmal die eingeölten Körper mit schier überdimensionalen Muskeln beim Posing

und denken Sie einmal an einen straffen, sportlich wirkenden Körper. Es ist eine Frage der Ästhetik und Einstellung, wie sehr Sie Ihren Körper verändern wollen, Bodybuilding gibt Ihnen dazu die Möglichkeit.

Narzißmus als Gefahr beim Bodybuilding

Narziß (griech. Narkissos) war ein schöner, in sich selbst vernarrter, junger Mann, der sich in sein eigenes Spiegelbild verliebt hatte. Nach einer griechischen Sage wird er in eine Narzisse verwandelt, und noch heute versteht man unter Narzißmus das Verliebtsein in das eigene Ich. In gewissem Maße ist die narzißtische Einstellung in jedem von uns verborgen, am häufigsten jedoch unter Bodybuildern verbreitet. Wie ich in meiner langjährigen Trainerlaufbahn feststellen konnte, haben sich von allen Sportlern die Bodybuilder die umfassendsten Erkenntnisse auf den Gebieten der Trainingslehre, Sportmedizin und Ernährung erworben. Jedes noch so kleine Detail, das in direktem oder indirektem Zusammenhang mit einer Figurverbesserung steht, wird in die Trainingsplanung miteinbezogen. Die ständige Auseinandersetzung mit dem eigenen Körper zieht den Trainierenden in seinen Bann und kann langsam, fast unbemerkt, zu einer egoistischen Grundhaltung führen. Er buhlt dann förmlich um Aufmerksamkeit und Anerkennung und akzeptiert nur noch Menschen, die ihm die nötige Bewunderung für seine Selbstbestätigung zukommen lassen. Ich habe leider Fälle erlebt, bei denen Beruf, Freundschaft und Ehe bei der Selbstverwirklichung mit dem Ziel der Selbstbestätigung völlig in den Hintergrund getreten sind. Natürlich darf man stolz auf einen sportlichen muskulösen Körper sein, ohne dabei zu vergessen, daß Freunde und Lebenspartner andere Probleme und Bedürfnisse haben.

Ziehen Sie nach Ihrem Training einen Schlußstrich und binden Sie Ihre Umwelt nicht ständig in Ihre Trainingsphilosophie mit ein. Es gibt interessantere Themen als den beschwerlichen Weg von einem 36- zu einem 40-cm-Oberarmumfang. Wenn Sie im Bodybuilding neben dem Körpertraining auch eine Schulung anderer Grundwerte, z. B. Beständigkeit, Willenskraft und Fairneß sehen, kann dieser Sport zu einem wertvollen und unverzichtbaren Bestandteil Ihres Lebens werden.

Kapitel 2
Ausflug in die Anatomie

Häufig wird man als Trainer mit Fragestellungen konfrontiert, die sowohl Leistungsstagnation, Leistungsabfall oder gar Verletzungen bei Athleten betreffen. Da nun gerade beim Körpertraining mit Geräten, Lang- bzw. Kurzhanteln, oft keine Aufsicht vorhanden ist bzw. eine gezielte Trainingsplanung häufig unbekannt ist, tauchen früher oder später die angesprochenen Fragen auf. Sowohl bei Seminaren als auch bei der Trainerausbildung kann man feststellen, daß viele Fehler bei Vorhandensein anatomischer Grundkenntnisse hätten vermieden werden können. Bei jedem Training steht unser Körper im Mittelpunkt, und von seiner Gesundheit und Funktionstüchtigkeit ist jegliche Leistung abhängig. Grundkenntnisse in der Anatomie sind also eine wichtige Voraussetzung, seine Leistungsfähigkeit bis ins hohe Alter zu erhalten und die Freude am Sport in dieser Zeit zu genießen.

Kleine Knochenlehre

Sowohl im Körper des Menschen als auch in dem der meisten Wirbeltiere sind die Knochen die festesten Teile. Somit dienen sie als Gerüst für die wichtigeren Teile und stellen feste Hebel dar, die als Befestigungspunkte für die meisten Muskeln dienen. Eine weitere Aufgabe der Knochen ist es, zartere innere Gebilde (Gehirn und Rückenmark) schützend zu umgeben.

Man kann die Knochen ihrer Form nach folgendermaßen einteilen:
1. Lange bzw. Röhrenknochen (z. B. die meisten Knochen der Gliedmaßen).
2. Platte bzw. breite Knochen (z. B. Schulterblätter und die meisten Kopf-, Gesichts- und Backenknochen).
3. Kurze Knochen (z. B. Hand-, Fußwurzel- und Wirbelknochen).

Verbunden sind die Knochen entweder durch Gelenke oder durch Fugen und werden untereinander durch Bänder befestigt. Sie gehören zu dem Skelettsystem, das man auch als den passiven Bewegungsapparat bezeichnet. Glauben Sie nicht, daß es sich bei Knochen um eine tote Materie handelt. Sie leben ebenso wie Bänder und Sehnen. Die Knochen sind aus einer organischen Substanz (dem Knochenknorpel) und anorganischen Salzen aufgebaut, und dazu kommt noch ein Anteil von 20% Wasser. Für die Ernährung und das Dickewachstum des Knochens ist die Knochenhaut verantwortlich. Sie umgibt den Knochen, gewährt ihm Schutz und sorgt nach Beschädigung für dessen schnelle Wiederherstellung. Fehlt diese Grundlage, und ein Knochen wird nicht mehr durchblutet, stirbt er ab. Mit zunehmendem Alter tritt regelmäßig ein Knochenschwund ein, und der Knochen wird durch eine langsame gleichmäßige Abnahme der organischen Substanz zunehmend poröser. Dieser Schwund wird als Osteoporose bezeichnet und kann auch durch mangelnde Bewegung eingeleitet werden. Der Knochen braucht für seine Entwicklung und Erhaltung einen ständigen Wechsel von geringen Drücken und Entlastung. Spätestens hier wird die Wichtigkeit eines wohldosierten Trainings klar.

Bewegungsumfang der Gelenke

Unter Gelenken versteht man bewegliche Verbindungen des knöchernen Skeletts, die es den Knochen ermöglichen, sich gegeneinander zu bewegen. Der Bewegungsumfang ist nicht nur von ihrer Form abhängig, sondern auch in gewisser Weise von der Länge der Gelenkkapsel und der Anordnung des Bandapparates.

Eine weitere Beeinflussung des Bewegungsausmaßes ist durch die Dehnfähigkeit und Länge der Muskulatur gegeben, die das Gelenk umspannt.

Große Beweglichkeit finden wir bei Turnern und Artisten.

So haben z. B. Artisten ihren Bewegungsumfang der Gelenke durch extreme Dehnung des Muskel- und Bandapparates ganz erheblich erweitert. Bei Kraftsportlern ist davon abzuraten, da zu große Beweglichkeit zur Instabilität des Gelenkes führen kann. Der Bewegungsspielraum wird uns aber weitgehend von der Sportart diktiert.

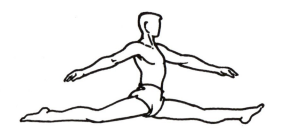

Die extreme Ausbildung der Muskulatur verringert mit Sicherheit die Beweglichkeit, und deshalb muß unsere Forderung lauten: »Soviel Muskulatur wie nötig und soviel Bewegungsspielraum wie möglich.«

Man unterscheidet zwischen ein-, zwei- oder dreiachsigen Gelenken. Gemeint sind hiermit Bewegungen, die um eine oder mehrere Achsen verlaufen.

2

Zur Verdeutlichung sollen an dieser Stelle zwei Beispiele aufgezeigt werden:
Das Ellenbogengelenk stellt die Verbindung zwischen Oberarm und Elle her und ist ein Scharniergelenk! Es erlaubt uns eine Beuge- und Streckbewegung des Unterarmes.
Das Schultergelenk erlaubt als Kugelgelenk das größte Bewegungsausmaß, hat damit allerdings auch die geringste Stabilität. Die große Beweglichkeit ist aufgrund einer geringen Knochenhemmung möglich. Daher ist es so wichtig, die Muskulatur durch ein sinnvolles Training in gutem Zustand zu erhalten, denn gerade die Muskulatur trägt zur Führung und Stabilisierung des Gelenkes bei.

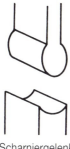
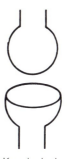

Scharniergelenk   Kugelgelenk

Ist Gelenkverschleiß vermeidbar?

Unter einem Gelenkverschleiß verstehen wir eine sich im Laufe des Lebens vollziehende Abnutzung des Gelenkknorpels. Der Gelenkknorpel überzieht die Knochenenden und kann sowohl Unebenheiten der Gelenkflächen ausgleichen als auch Stöße aufgrund seiner Verformbarkeit auffangen. Durch einseitige starke Beanspruchung (z. B. O- oder X-Beine) kann es zu einem schnelleren Aufbrauchen des Gelenkknorpels kommen.
Auch klagen häufig Estrichleger, bedingt durch ihre Arbeitshaltung, über Kniebeschwerden. Längere Ruhigstellung durch Gips und die damit verbundene Inaktivität führen zu Veränderungen der Knochen und

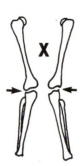
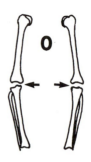

des Knorpels durch eine Einschränkung der Stoffwechseltätigkeit. Körperliche Aktivität ist also eine Grundvoraussetzung für die Gesunderhaltung unserer Gelenke.

Bewegung mischt nicht nur unsere Gelenkflüssigkeit durch, sondern ernährt auch den Knorpel nach dem Prinzip einer Pumpe. Nur ein ständiger Wechsel zwischen Belastung und Entlastung sorgt für eine gleichmäßige Ernährung des Knorpels.

Ein gesundes Gelenk erhält seine Führung durch die Knochen, Bänder und eine funktionstüchtige Muskulatur. Ist nun die Bandführung durch einen Sportunfall versehrt, so kann doch eine gut austrainierte Muskulatur diesen Schaden in etwa kompensieren und eine gewisse Stabilität erhalten. Jede Schwächung der Muskulatur führt zu einer größeren Belastung des Knochen- und Bandapparates. Außer bei angeborenen Fehlstellungen der Gelenke, Zivilisationskrankheiten sowie Unfällen, ist durch eine richtige Dosierung der Bewegung ein Gelenkverschleiß weitgehendst vermeidbar. Gewichtheber und Kraftdreikämpfer wissen, daß Spitzenbelastungen und hohe Dauerbelastungen ohne entsprechende Vorbereitung die Gelenke gefährden. Langsamer Aufbau der Muskulatur bei gleichzeitiger Verringerung eines möglichen Übergewichts setzen die Gefahr eines Gelenkverschleißes herab.

Der für die Elastizität des Knorpels verantwortliche Wassergehalt läßt mit fortschreitendem Alter nach. Auftretende Stöße können nicht mehr so gut gedämpft werden und führen möglicherweise zu Formveränderungen eines Gelenkes.

Kinder und Jugendliche müssen ein umfangreiches Grundlagen- und Aufbautraining absolviert haben, ehe ein Leistungs- bzw. Hochleistungstraining durchgeführt werden sollte. Hierbei muß der Entwicklungsprozeß der Kinder und Jugendlichen berücksichtigt werden. Die Einseitigkeit eines Trainings bei einer zu frühen Spezialisierung setzt möglicherweise schon im jungen Alter einen Gelenkverschleiß in Gang.

> Nur richtige Dosierung der Bewegung und altersgerechtes Training hält unsere Gelenke gesund.

Muskeln – die Motoren unseres Körpers

Die Muskulatur des Menschen wird auch als aktiver Bewegungsapparat bezeichnet.

> Wir kennen drei verschiedene Arten von Muskulatur in unserem Organismus:
> * glatte Muskulatur
> * Herzmuskulatur
> * Skelettmuskulatur

Auch wenn uns hier in erster Linie die Skelettmuskulatur interessiert, sollen doch die übrigen Muskelarten angesprochen werden. **Die glatte Muskulatur,** aus der besonders unsere inneren Hohlorgane bestehen (Darm, Blase) und deren Bewegung sie beispielsweise bei der Entleerung dienen, sind nicht unserem Willen unterworfen. **Der Herzmuskel** ist ein Hohlmuskel, und seine Tätigkeit ist nach Eigengesetzen selbständig geregelt und damit auch willensmäßig nicht zu beeinflussen. **Die Skelettmuskulatur,** auch wegen ihrer unterschiedlichen Lichtbrechung als quergestreifte Muskulatur bezeichnet, ist dagegen unserem

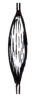

spindelförmiger Muskel	zweiköpfiger Muskel (Bizeps)	dreiteiliger Muskel (Deltamuskel)

einfach gefiederter Muskel	doppelt gefiederter Muskel	vielfach gezackter Muskel (Sägemuskel)

Willen unterworfen und für uns bei jeder Sportart von größter Bedeutung. Im Laufe der Entwicklungsgeschichte hat der Körper je nach Beanspruchung und Anforderung sehr verschiedene Muskelformen entwickelt, um seinen Aufgaben gerecht zu werden.

Je nach Form kann ein Muskel mehr Zugkraft oder Schnelligkeit entwickeln. Die Bedeutung der Muskulatur wird besonders klar, wenn man bedenkt, daß die Muskulatur ca. 45% des Gesamtkörpergewichts beim Mann und ca. 35% bei der Frau ausmachen.

> Bei einem untrainierten alten Menschen kann der prozentuale Anteil der Muskulatur bis auf 30% absinken. Diese Zahlen zeigen deutlich die Wichtigkeit eines körperlichen Trainings zur Erhaltung der Körperfunktionen.

Jeder Muskel setzt sich aus einer Vielzahl von Muskelfasern zusammen, und diese bestehen wieder aus vielen winzigen Fibrillen. Die einzelnen Muskelfasern sind zylindrisch geformt und können einen Durchmesser von 0,01–0,02 mm und eine Länge von bis zu 15 cm haben. Ein Bindegewebe umhüllt mehrere Muskelfasern und vereinigt sie zu einem Muskelbündel.

Die Muskelbündel werden durch eine derbe Haut, auch Fasciae genannt, vereinigt. Der Muskel endet immer in einer Sehne, die jeweils an einem zum Gelenksystem befindlichen Knochen befestigt ist. Zieht sich der Muskel zusammen, bewegt sich mittels Kraftübertragung durch die Sehnen das Gelenk. Damit Bewegung entstehen kann, muß ein vom Gehirn ausgehender Befehl an die Muskulatur weitergeleitet werden. Dies geschieht mittels Bewegungsnerven, die den Muskel versorgen. Hat sich der Muskel einmal zusammengezogen, kann er sich nicht mehr selbständig dehnen. Diese Aufgabe muß von dem Gegenspieler des momentanen Arbeitsmuskels ausgeführt werden.

Ein ständiges Wechselspiel von Arbeitsmuskel und Gegenspieler sorgt für einen harmonischen und verletzungsfreien Ablauf von Bewegungen. Am Beispiel der Beinstreckung möchte ich es näher erläutern. Wenn Sie den Unterschenkel strecken, können Sie es nicht unbegrenzt tun, weil rechtzeitig die Beugemuskulatur zum Schutz des Gelenkes bremst. All diese Vorgänge benötigen Energie, die durch bestimmte Stoffwechselvorgänge geliefert wird. Allerdings sind sie nur bei ausreichender Sauerstoffversorgung des Muskels möglich. Ein weitverzweigtes Blutgefäßsystem übernimmt diese Aufgabe.

Wie schon vorher angesprochen, setzt sich ein Muskel aus vielen Muskelfasern zusammen. **Die Muskelfaser** selbst besteht aus dem Muskeleiweiß Myosin und Aktin, ferner aus energiereichen Phosphatverbindungen und Zellwasser. Das in der schematischen Darstellung als

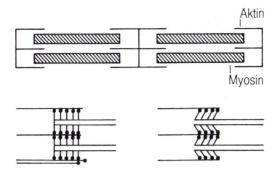

Linke Abb. – nicht kontrahiert, rechte Abb. – kontrahiert

dicker Streifen gezeichnete Myosinfilament besteht aus einem Bündel von mehreren Myosinmolekülen, aus dem ringsherum in regelmäßigen Abständen Köpfchen herausragen. Das Aktin, als dünner Strich dargestellt, kann man mit einer aufgedrehten Perlenkette vergleichen.

Darstellung a) zeigt, daß die Myosinköpfchen in nicht kontrahiertem Zustand senkrecht aus den Filamenten herausragen. Wenn ein Reiz die Kontraktion auslöst und die notwendige Energie für die Kontraktion über eine Folge außerordentlich komplexer chemischer Prozesse ausgelöst wird, binden sich die Myosinköpfchen an die Aktinfilamente an. Anschließend klappen sie in eine ca. 45°-Stellung um und ziehen die Aktinfilamente an sich vorbei. Dieser Vorgang kann sich mehrmals wiederholen und bewirkt die sichtbare Verkürzung des Muskels.

Das Muskelgewebe läßt sich aufgrund seiner Reizfähigkeit durch einen elektrischen Impuls zur Kontraktion bringen. Diese Fähigkeit, auch von außen auf Reize zu reagieren, wird ganz gezielt bei der physikalischen Therapie eingesetzt. Um den Muskeltonus bei einer durch Lähmung verursachten Inaktivität beizubehalten, wird der Muskel mit von außen kommenden periodischen Elektroimpulsen zur Kontraktion gebracht. Bei einem gesunden Menschen dagegen löst der Entschluß, einen Körperteil zu bewegen, eine Erregung in den Nervenzellen der Großhirnrinde aus. Von dort aus wird sie zum Rückenmark geleitet und wiederum zu dem betreffenden Körperteil fortgeleitet.

Über die motorische Endplatte gelangt die Erregung in die Muskelfaser. Als motorische Endplatte bezeichnet man das Muskelgewebe, das sich an dem unmittelbaren Übergang von Nerv und Muskel befindet.

Die Art der Bewegung steuert die am Bewegungsvorgang beteiligte Anzahl von motorischen Einheiten. Eine motorische Einheit besteht aus einer Nervenzelle, die, wie schon erwähnt, mit der Großhirnrinde in Verbindung steht, und aus den von ihr versorgten Muskelfasern.

Die Muskulatur des Menschen (Vorderansicht)

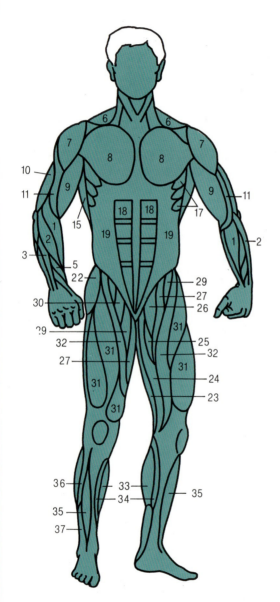

1 Oberarmspeichen-
muskel
m. brachioradialis
2 langer Speichenhand-
strecker
m. extensor carpi radialis
longus
3 gemeinschaftlicher
Fingertrecker
m. extensor digitorum
4 Ellenhand-
strecker m. extensor
carpi ulnaris
5 langer Daumenabzie-
her m. abductor pollicis
longus
6 Kapuzenmuskel
m. trapezius
7 Deltamuskel m.
deltoideus
8 großer Brustmuskel
m. pectoralis major
9 zweiköpfiger
Armbeuger
m. biceps brachii
10 dreiköpfiger
Armstrecker
m. triceps brachii
11 innerer Armbeuger
m. brachialis
12 großer Rundmuskel
m. teres major
13 kleiner Rundmuskel
m. teres minor
14 Untergrätenmuskel
m. infraspinatus
15 breiter Rückenmuskel
m. latissimus dorsi
16 Rautenmuskel
m. rhomboideus
17 vorderer Sägemuskel
m. serratus anterior
18 gerader
Bauchmuskel
m. rectus abdominis
19 äußerer schräger
Bauchmuskel
m. obliquus externus
abdominis
20 mittlerer Gesäßmuskel m. gluteus medius
21 großer Gesäß-
muskel
m. gluteus maximus
22 Spanner der
Schenkelbinde
m. tensor fasciae latae
23 zweiköpfiger
Schenkelbeuger
m. biceps femoris
24 Halbsehnenmuskel
m. semidentinosus

Rückansicht

2

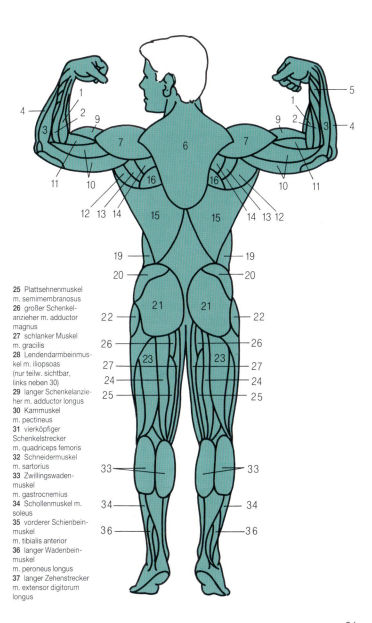

25 Plattsehnenmuskel
m. semimembranosus
26 großer Schenkel-
anzieher m. adductor
magnus
27 schlanker Muskel
m. gracilis
28 Lendendarmbeinmus-
kel m. iliopsoas
(nur teilw. sichtbar,
links neben 30)
29 langer Schenkelanzie-
her m. adductor longus
30 Kammuskel
m. pectineus
31 vierköpfiger
Schenkelstrecker
m. quadriceps femoris
32 Schneidermuskel
m. sartorius
33 Zwillingswaden-
muskel
m. gastrocnemius
34 Schollenmuskel m.
soleus
35 vorderer Schienbein-
muskel
m. tibialis anterior
36 langer Wadenbein-
muskel
m. peroneus longus
37 langer Zehenstrecker
m. extensor digitorum
longus

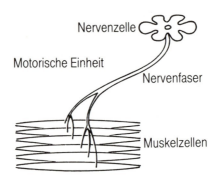

Nervenzelle

Motorische Einheit

Nervenfaser

Muskelzellen

Es gibt motorische Einheiten, die sich aus nur wenigen Muskelfasern zusammensetzen und in Muskeln vorhanden sind, deren Bewegungen fein abgestuft steuerbar sind (z. B. Augenmuskulatur). Dagegen besitzt z. B. die Rückenmuskulatur motorische Einheiten, die viele Muskelfasern umfaßt und keine so gut kontrollierbaren Bewegungen zuläßt.

Bei einer Aktivierung einer motorischen Einheit kontrahieren alle zur Einheit gehörenden Muskelfasern mit voller Kraft (Alles-oder-Nichts-Prinzip). Wieviel motorische Einheiten an einer Bewegung beteiligt sind, hängt von der Höhe der Belastung und von dem Krafteinsatz ab.

Um eine möglichst große Anzahl motorischer Einheiten zu aktivieren (beim austrainierten Sportler maximal ca. 85%), kann man 2 verschiedene Wege beschreiben.

1. Eine Bewegung so lange durchführen, bis die Ermüdung einzelner motorischer Einheiten so groß ist, daß andere ihre Funktion übernehmen müssen.

2. Mit solcher Belastung trainieren, die eine synchrone Aktivierung aller willkürlich abrufbarer motorischer Einheiten voraussetzt.

Kapitel 3
Übungen analysieren –
Verletzungen vermeiden

Neben der Übungsdarstellung und der Übungsbeschreibung wird auch den Übungsanalysen, entsprechend ihrer Wichtigkeit, ein größerer Umfang zugestanden. Es kann nicht oft genug betont werden, wie wichtig Kenntnisse über die an einer Körperbewegung beteiligten Muskulatur sind. Die Kennzeichnung der Muskeln mit Zahlen ist nicht willkürlich gewählt, sondern entspricht in ihrer Reihenfolge auch der Muskelbeteiligung am jeweiligen Bewegungsablauf. Ein genaues Studium der Übungsanalysen schult Ihr Gefühl für Körperbewegungen und hilft Ihnen, die Übungsbeschreibungen im 4. Schritt besser zu verstehen.

Handgelenk beugen

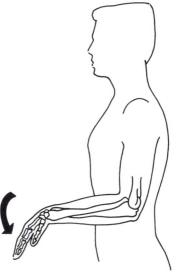

Die Handgelenksbeuger können wesentlich mehr Kraft als die Handgelenksstrecker entfalten, und sie ist auch nötig, da sie teilweise auch die Finger beugen und damit im täglichen Leben gebraucht werden. Beim Sport werden sie zusätzlich hoch beansprucht, z. B. bei allen Formen von Würfen und Stößen sowie beim Speerwerfen und Golfspielen. Bei schlechter Technik bzw. schlechtem Trainingszustand kann es zu Schäden durch Überanstrengung am Ursprungsbereich des inneren Gelenkknorrens kommen. Diese entzündlichen Reizzustände, auch unter den Begriffen Werfer- bzw. Golfarm bekannt, könnten weitgehend von einer gut trainierten Muskulatur vermieden werden.

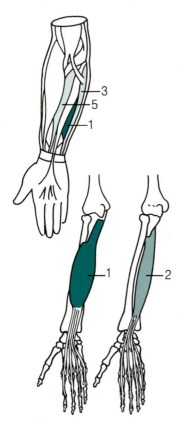

ger Kraft entwickeln. Es wird verständlicher, wenn man bedenkt, daß sie im täglichen Leben weitaus weniger gebraucht werden. Im Sport dagegen sind die Streckmuskeln von nicht zu unterschätzender Bedeutung, so auch bei der Rückhand im Tennis bzw. beim Umsetzen eines Gewichtes zur Brust. Bei allen Druckbewegungen müssen die Muskeln in der Lage sein, das Handgelenk zu fixieren, und dieser Aufgabe können sie nur in einem guten Trainingszustand gerecht werden. Die Ansatzstelle der wichtigsten Handgelenksstrecker ist der äußere Gelenkknorren, und ein schmerzhafter Reizzustand an dieser Stelle ist auch als Tennisellenbogen bekannt. Übrigens wird er auch häufig durch Drehbewegungen des Unterarms ausgelöst und kann durch ein vorsichtig dosier-

Handgelenk beugen
Muskelbeteiligung: **1** oberflächlicher Fingerbeuger – m. flexor digitorum superficialis, **2** tiefer Fingerbeuger – m. flexor digitorum profundes, **3** ulnarer Handgelenksbeuger – m. flexor carpi ulnaris, **4** langer Daumenbeuger (nicht im Bild) – m. flexor pollicis longus, **5** radialer Handgelenksbeuger – m. flexor carpi radialis.

Handgelenk strecken

Die Streckmuskeln können sowohl im Hand- als auch in den Fingergelenken wesentlich weni-

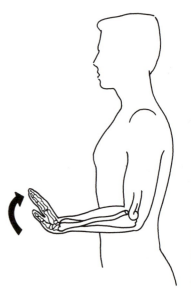

tes Training vermieden werden. Im Bodybuilding ist ein Training der Handgelenksstrecker wegen eines Gleichgewichts der Kräfte besonders wichtig. Die Beugemuskeln des Handgelenks sind meist in einem guten Trainingszustand, zumal sie bei allen Armbeugeübungen mittrainiert werden. Um Verletzungen der Handgelenke zu vermeiden, sollten die Streckmuskeln als Gegenspieler in den gleich guten Trainingszustand gebracht werden.

Armbeugen

Beim Armbeugen ist der zweiköpfige Armbeuger der stärkste Muskel, der in der Supinationsstellung (Untergriff) die größte Kraft entwickelt. Unterstützt wird er von dem inneren Armbeuger, für den die Stellung im Gelenk von zweitrangiger Bedeutung ist.

3

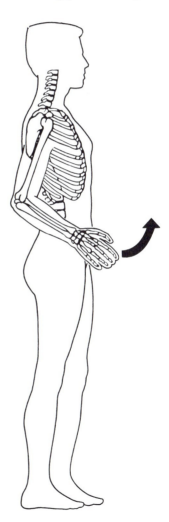

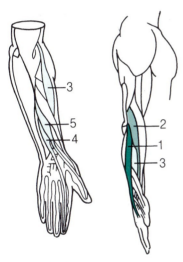

Handgelenk strecken
Muskelbeteiligung: **1** gemeinschaftlicher Fingerstrecker – m. extensor digitorum, **2** langer radialer Handgelenksstrecker – m. extensor carpi radialis longus, **3** kurzer radialer Handgelenksstrecker – m. extensor carpi radialis brevis, **4** Strecker des Zeigefingers – m. extensor indicis, **5** langer Daumenstrecker – m. extensor pollicis longus

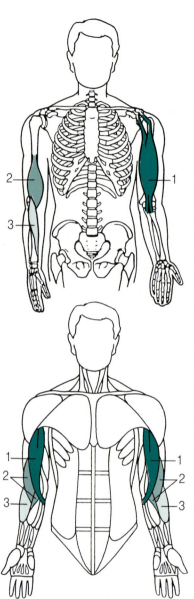

Der Oberarmspeichenmuskel, auch als typischer Lastenbeuger bekannt, entwickelt seine größte Beugekraft dagegen in der Pronationsstellung (Obergriff). Er tritt übrigens deutlich als Wulst bei Klimmzügen im Obergriff hervor und ist deshalb leicht zu lokalisieren. Der zweiköpfige Armbeuger hat neben seiner beugenden Wirkung im Ellenbogengelenk auch noch andere Arbeitsmöglichkeiten. Er supiniert noch den Unterarm (Drehung der Handfläche nach oben), wobei er von dem Auswärtsdreher unterstützt wird, und hilft mit seinem langen Kopf beim Heben des Armes bis zur Waagerechten.

Somit trägt er auch zur Stabilisierung des Schultergelenks bei und sollte nach einer Schulterluxation verstärkt trainiert werden, um ein erneutes Auskugeln zu vermeiden. Anfänglich ist ein Armbeugen in der neutralen Stellung (im Bild) am günstigsten, weil dabei alle Armbeuger relativ gleichmäßig belastet werden und die eventuell noch fehlende Beweglichkeit im Ellenbogen- und Handgelenksbereich keine Rolle spielt.

Armbeugen
Muskelbeteiligung: **1** zweiköpfiger Armbeuger – m. biceps brachii, **2** innerer Armbeuger – m. brachialis, **3** Oberarmspeichenmuskel – m. brachioradialis

Armstrecken

Die Beteiligung des Knorrenmuskels an der Armstreckung ist so gering, daß auf eine weitere Beschreibung verzichtet wird. Im allgemeinen wird auch der drei-

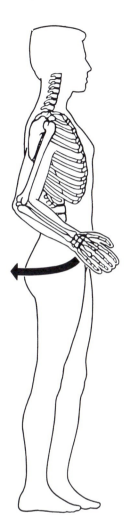

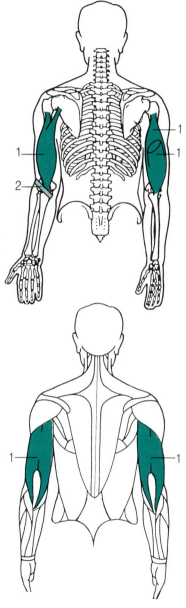

3

köpfige Armstrecker als der einzige Streckmuskel bezeichnet. Er ist wie der zweiköpfige Armbeuger ein zweigelenkiger Muskel, der auch damit Auswirkung sowohl auf das Ellenbogen- als auch auf das Schultergelenk hat. Im Schultergelenk pendelt er den Arm nach hinten und senkt auch mit anderen Muskeln gemeinsam

Armstrecken
Muskelbeteiligung: **1** dreiköpfiger Armstrecker – m. triceps brachii, **2** Knorrenmuskel – m. anconeus

den erhobenen Arm. Es gibt kaum Bewegungen im täglichen Leben und im Sport, bei denen Sie auf den dreiköpfigen Armstrecker verzichten könnten. Denken Sie nur einmal an das Aufstützen beim Aufstehen aus einem tiefen Sessel. Im Bodybuilding ist er fast bei allen mehrgelenkigen Bewegungen in irgendeiner Form beteiligt. Ob Sie Nackendrücken für die Entwicklung der Schulterpartie ausführen oder Ihre Brustmuskulatur durch Bankdrücken entwickeln wollen, Sie kommen an der leistungslimitierenden Wirkung des dreiköpfigen Armstreckers nicht vorbei. Je stärker er ist, um so länger können Sie auch die eben angesprochenen Übungen durchführen und eine bessere Trainingswirkung erzielen. Um alle drei Muskelköpfe optimal zu entwickeln, müssen auch verschiedene Übungen in das Trainingsprogramm aufgenommen werden. Diverse Lieblingsübungen führen nur zu einer einseitigen Ausbildung, die sowohl im Leistungsals auch im Breitensport Bodybuilding vermieden werden sollte.

Armheben vor dem Körper

Beim Armheben vor dem Körper hat der vordere Anteil des Deltamuskels die Hauptarbeit zu leisten, und die Gesamtkraft aller anderen beteiligten Muskeln ist nicht annähernd so hoch. Der zweiköpfige Armbeuger und der Obergrätenmuskel greifen etwa gleich stark in die Bewegung mit ein. Wesentlich schwächer sind der Brustmuskel, Untergrätenmuskel sowie Hakenarmmuskel und Unterschulterblattmuskel bei der Bewegung bis zur Waage-

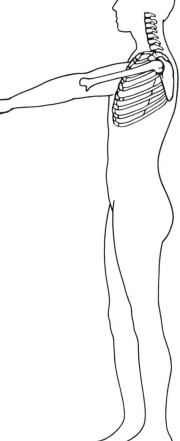

rechten in etwa dem gleichen Maße beteiligt. Um den Arm über die Waagerechte nach oben heben zu können, muß das Schulterblatt vom Rückgrat um die Rippen nach vorne bewegt und aufwärts gedreht werden. Der Sägemuskel und der untere Teil des Kapuzenmuskels führen diese Bewegung aus. Über die Länge des Bewegungsspielraumes gibt es viele Diskussionen, die es zu erläutern gilt. Gute Bodybuilder trainieren das Armheben vor dem Körper mit schweren Gewichten, um den vorderen Anteil des Deltamuskels optimal zu trainieren. Um die schweren Gewichte bewältigen zu können, wird die Übung nur bis knapp über die Waagerechte bewegt. Anfänger sollten durchaus mit leichten Gewichten einige Serien über den vollen Bewegungsausschlag durchführen, um den gesamten Schultergürtel zu trainieren. Die volle Bewegung sollte tatsächlich nur mit leichten Gewichten trainiert werden, um die

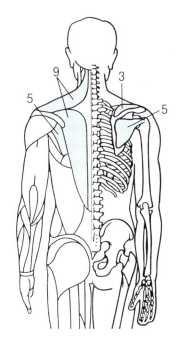

3

Armheben vor dem Körper

Muskelbeteiligung: **1** vorderer Deltamuskel – m. deltoideus, **2** zweiköpfiger Armbeuger – m. biceps brachii, **3** Obergrätenmuskel – m. supraspinatus, **4** großer Brustmuskel – m. pectoralis major, **5** Untergrätenmuskel – m. infraspinatus, **6** Hakenarmmuskel – m. coracobrachialis, **7** Unterschulterblattmuskel – m. subscapularis, **8** Sägemuskel – m. serratus anterior, **9** Kapuzenmuskel – m. trapezius

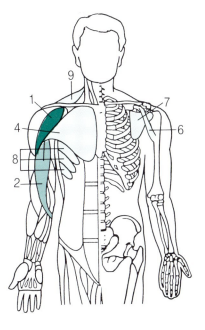

Sehnen des Obergrätenmuskels und des zweiköpfigen Armstreckers nicht unnötig zu reizen. Zudem neigt man bei schweren Gewichten zu einer Ausweichbewegung in die Hohlkreuzlage und belastet damit unnötig die Lendenwirbelsäule. Um dies zu vermeiden ist es sinnvoll, die Übung mit Kurzhanteln auszuführen und dabei die Arme abwechselnd zu heben und zu senken. Bei instabilem Schultergelenk bzw. nach einer Schulterluxation die Arme nur bis zur Waagerechten bewegen, um eine erneute Verletzung zu verhindern. Insgesamt eine gute Übung für alle Anfänger, die Muskeln des Schultergürtels und des Schultergelenkes in einen funktionsfähigen Zustand zu bringen.

Armsenken vor dem Körper

Die Darstellung des Armsenkens vor dem Körper entspricht den Überzügen an einer Maschine bzw. mit Kurz- oder Langhantel. Je nach Länge der Bewegung (Training mit Maschine bzw. Hantel) kann die Muskelbeteiligung sehr verschieden sein. Zunächst einmal haben bei beiden Übungsausführungen der große Brustmuskel und der breite Rückenmuskel die stärkste Beteiligung. Bei gestrecktem Arm wird auch der lange Kopf des dreiköpfigen Armstreckers stark bean-

spruch. Je gebeugter der Arm (z.B. bei schwerem Gewicht) ist, um so geringfügiger ist seine Beteiligung. Der große Rundmuskel ist auch ein kräftiger Armsenker und wird dabei von dem kleinen Rundmuskel unterstützt. Der große und kleine Rautenmuskel sowie der Schulterblattheber und Kapuzenmuskel haben eine Aus-

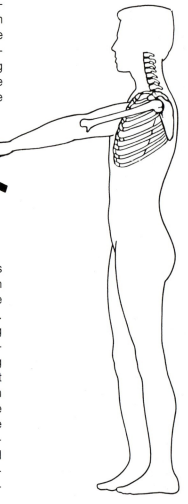

wirkung auf die Rückdrehung des Schulterblattes und sind somit auch an der Bewegung beteiligt.

Bei der Übungsausführung sollte darauf geachtet werden, daß die Arme fast gestreckt sind, und das setzt ein leichtes Gewicht voraus. Ein zu schweres Gewicht zieht einen zudem in die Hohlkreuzlage und sollte unbedingt vermieden werden. Bei instabilem Schultergelenk bzw. nach einer Schulterluxation die Übung vermeiden, da hier die Gefahr einer erneuten Auskugelung besteht. Besonders bei der Übungsausführung mit der Kurzhantel und einer damit verbundenen starken Außenrotationsstellung des Armes besteht ein großes Risiko. Das Armsenken vor dem Körper sollte erst durchgeführt werden, wenn eine stabile Schultergelenksmuskulatur vorhanden ist. Wertvoll wird die Übung bei bestimmten Haltungsschäden, so zum Beispiel bei einer sogenannten Trichterbrust. Je jünger der Sportler ist, um so größer sind die Erfolgsaussichten für eine Verbesserung.

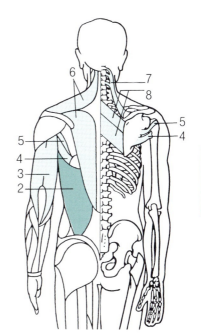

Armsenken vor dem Körper

Muskelbeteiligung: **1** großer Brustmuskel – m. petoralis major, **2** breiter Rückenmuskel – m. latissimus dorsi, **3** dreiköpfiger Armstrecker – m. triceps brachii, **4** großer Rundmuskel – m. teres major, **5** kleiner Rundmuskel – m. teres minor, **6** Kapuzenmuskel – m. trapezius, **7** Schulterblattheber – m. levator scapulae, **8** kleiner und großer Rautenmuskel – m. rhomboideus minor et major.

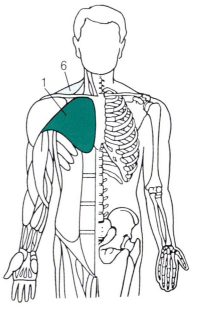

Armheben seitlich

Das Armheben seitlich wird in der Praxis durchgeführt, um den mittleren Anteil des Deltamuskels durch isoliertes Training optimal zu entwickeln. Das Problem bei allen Schulterübungen ist die hohe Verletzungsanfälligkeit des Schultergelenks. Das Schultergelenk ist zwar das beweglichste des menschlichen Körpers, aber wegen seiner mangelnden knöchernen Führung zwangsläufig das auch am wenigsten gesicherte Gelenk. Es wird im wesentlichen durch Muskelkräfte geführt und Muskelhemmungen gesichert. Zu hohe Belastungen in Verbindung mit falscher Bewegungsausführung und zu großem Bewegungsumfang erhöhen die Anfälligkeit für Verletzungen und chronische Schäden. Bei der Übungsausführung sollten, im Gegensatz zur anatomischen Darstellung auf der gleichen Seite, der Daumen und Zeigefinger während des gesamten Bewegungsablaufs nach vorne zeigen. Jegliche Form von Außenrotationsbewegung ist während des Armhebens seitlich zu vermeiden (siehe auch Übung 20). Schnelle Bewegungen mit zu schwerem Gewicht und einer Innen- bzw. Außenrotation können zu einer Kompression der Bizepssehne, der Rotatorenmanschette und des Schleimbeutels unter dem Schulterdach führen. Unter der Rotatorenmanschette versteht man einen Zusammenschluß von Obergrätenmuskel, Untergrätenmuskel, kleinem Rundmuskel und Unterschulterblattmuskel, die gemeinsam eine Manschette bilden und neben der Ausführung von Rotationsbewegungen auch die Aufgabe haben, den Oberarmkopf in der Pfanne zu fixieren. Damit geben sie auch dem Deltamuskel den biomechanisch günstigsten Angriffspunkt. Der Deltamuskel verstärkt bei einer falschen Bewegung durch seine Kontraktion noch die Kompression, und eine optimale Versorgung des Gewebes ist nicht mehr gewährleistet. Falsche Bewegungsabläufe mit hohem Gewicht beschleunigen die Sehnendegeneration und Sehnenauffaserung und führen häufig zu einem sogenannten Supraspinatussyndrom. Unter dem Supraspinatussyndrom versteht man Entzündungen im Bereich der Sehne des Obergrätenmuskels, die durch Überlastungsschäden hervorgerufen wurden. Folgen davon sind Schmerzen bei der Abduktion des Armes in einem Winkel von 80–120°. Die häufigsten Ursachen sind, wie schon angedeutet, häufige Bewegungen über die Horizontale bzw. wiederholte Auswärtsdrehung des Oberarms. Um jede Art solcher Beschwerden zu vermeiden, ist der Anfänger gut beraten, alle Schulterübungen mit leichten Gewichten und in korrekter Technik durchzuführen.

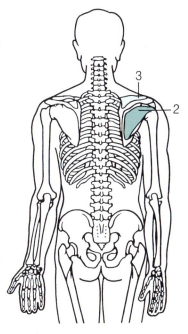

3

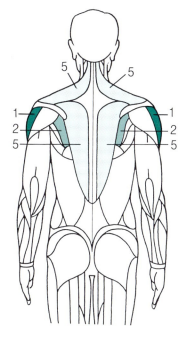

Armheben seitlich

Muskelbeteiligung: **1** mittlerer Deltamuskel – m. deltoideus, **2** Untergrätenmuskel – m. infraspinatus, **3** Obergrätenmuskel – m. supraspinatus, **4** zweiköpfiger Armbeuger – m. biceps brachii, **5** Kapuzenmuskel – m. trapezius, **6** Sägemuskel – m. serratus anterior

Armsenken seitlich

Das Armsenken seitlich wird als Übung, obwohl es einige Maschinen dafür gibt, kaum durchgeführt. Das liegt in erster Linie an der Ansicht, daß die an dem Bewegungsablauf beteiligten Muskeln bei anderen Übungen ausreichend trainiert werden. Dieser Meinung kann man sich durchaus anschließen, wenn man damit eine Bewegung bis zur Horizontalen meint. Man braucht nur an die vielen verschiedenen Ausführungen an der Latissi-

muszugmaschine zu denken. Etwas anders sieht es schon für die Bewegung von der Horizontalen bis zum Rumpf aus, für die auch die hier angesprochene Muskelbeteiligung gilt. Im oberen Bereich ist der breite Rückenmuskel in wesentlich stärkerem Maße beteiligt. Die Bewegung von der Horizontalen zum Rumpf wird von Geräteturnern durchge-

führt, um den Seitspannstütz (Kreuzhang) halten zu können. In der Trainingspraxis hat sich die Bewegung von der Horizontalen zum Rumpf für all diejenigen als günstig erwiesen, die unter einem Supraspinatussyndrom leiden, zumal hier auch Muskeln mittrainiert werden, die den Arm nach unten ziehen. Der erhöhte Spannungszustand der betreffenden Muskulatur führt zu einer Erleichterung und läßt verschiedene Bewegungen schmerzfrei zu. Armsenken seitlich über den vollen Bewe-

gungsausschlag kann wegen der im oberen Teil geringfügigen Sicherung des Schultergelenkes zu Problemen führen, vor allem bei einer Instabilität. Ein weiterer Gefahrenpunkt ist die schon beim Armheben seitlich beschriebene verstärkte Kompression, die zu Sehnenreizungen führt. Unter Berücksichtigung der oben angesprochenen Gesichtspunkte kann zusammenfassend festgestellt werden, daß auf Armsenken seitlich als isolierte Übung verzichtet werden kann, ohne große Einbuße an Trainingsqualität.

Armsenken seitlich
1 großer Brustmuskel – m. pectoralis major, **2** dreiköpfiger Armstrecker – m. triceps brachii, **3** großer Rundmuskel – m. teres major, **4** breiter Rückenmuskel – m. latissimus dorsi, **5** zweiköpfiger Armbeuger – m. biceps brachii, **6** Hakenarmmuskel – m. coracobrachialis

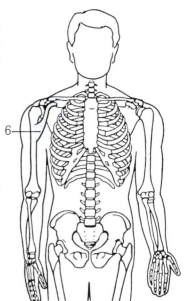

Arme zusammenführen

Beim Armezusammenführen vor dem Körper handelt es sich um eine Darstellung, die gewählt wurde, um alle beteiligten Muskeln zu zeigen. Sie entspricht in ihrer Bewegung und Muskelbeteiligung der Fliegenden Bewegung. Beim Armezusammenführen hat der große Brustmuskel die stärkste Beteiligung. Wegen seines Verlaufes kann er nicht nur den abgespreizten Arm zur Körpermitte bringen, sondern er ist auch noch an anderen zahlreichen Bewegungen beteiligt. An zweiter Stelle der Muskelbeteiligung steht der vordere Anteil des Deltamuskels, der zusammen mit seinen beiden anderen Anteilen das gesamte Schultergelenk um-

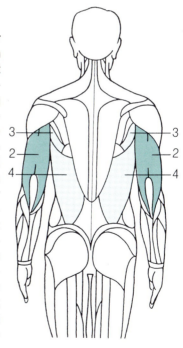

spannt. Der zweiköpfige Armbeuger kann als zweigelenkiger Muskel um so besser in den Bewegungsablauf eingreifen, je gestreckter der Arm ist. Allerdings sollte der Arm gerade bei dieser Übung nie ganz gestreckt sein, weil Sie dabei gegen den Gelenkanschlag arbeiten. Der kleine

gürtels nach vorne leiden, sollten zunächst die Brustmuskulatur dehnen und die Antagonisten (Arme auseinanderführen) aufbauen, bevor sie die Fliegende Bewegung in ihr Programm aufnehmen. Nur so kann eine Verstärkung der Haltungsschwäche vermieden werden.

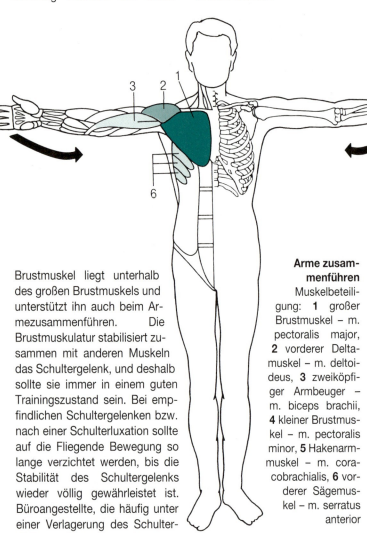

Brustmuskel liegt unterhalb des großen Brustmuskels und unterstützt ihn auch beim Armezusammenführen. Die Brustmuskulatur stabilisiert zusammen mit anderen Muskeln das Schultergelenk, und deshalb sollte sie immer in einem guten Trainingszustand sein. Bei empfindlichen Schultergelenken bzw. nach einer Schulterluxation sollte auf die Fliegende Bewegung so lange verzichtet werden, bis die Stabilität des Schultergelenks wieder völlig gewährleistet ist. Büroangestellte, die häufig unter einer Verlagerung des Schulter-

Arme zusammenführen
Muskelbeteiligung: **1** großer Brustmuskel – m. pectoralis major, **2** vorderer Deltamuskel – m. deltoideus, **3** zweiköpfiger Armbeuger – m. biceps brachii, **4** kleiner Brustmuskel – m. pectoralis minor, **5** Hakenarmmuskel – m. coracobrachialis, **6** vorderer Sägemuskel – m. serratus anterior

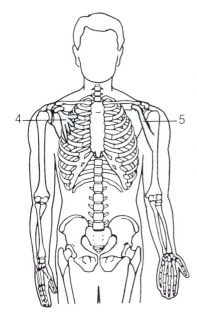

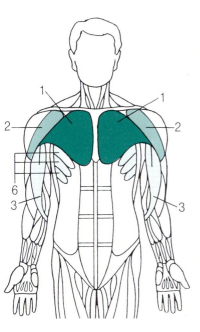

Arme auseinander-führen

Die Darstellung entspricht von der Muskelbeteiligung her dem Armheben seitlich in der Bauchlage. Bei dieser Bewegung hat der hintere Anteil des Deltamuskels die stärkste Beteiligung und wird kräftig von dem mittleren Anteil des Kapuzenmuskels unterstützt. Je besser Sie die Schulterblätter in der Endphase einander annähern, um so stärker wird er in den Bewegungsablauf mit einbezogen. Das gleiche gilt auch für den kleinen und großen Rautenmuskel. Die Beteiligung des dreiköpfigen Armstreckers dagegen ist von dem Streckzustand des Armes abhängig. Je stärker die Vordehnung bei Beginn der Übung ist, um so besser können der Untergrätenmuskel, Obergrätenmuskel und der kleine Rundmuskel ins Spiel kommen. Bei der Übungsausführung sollte darauf geachtet werden, daß der Arm wirklich seitlich gehoben wird und nicht schräg nach hinten, da ansonsten andere Muskeln (z. B. breiter Rückenmuskel) mit beansprucht werden. Insgesamt eine ausgezeichnete Übung zur Behebung eines instabilen Schultergelenks, bei der es zu einer teilweisen Verlagerung des Oberarmkopfes kommt. Auch als Aufbauübung nach einer Schulterluxation ist die Übung von unschätzbarem Wert, um das Schultergelenk wieder zu stabilisieren. Büroangestellte und Frau-

3

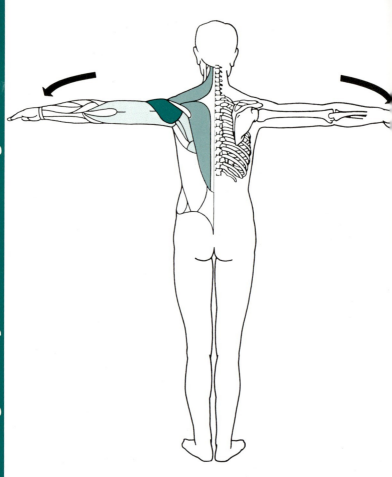

en, die häufig wegen einer Abschwächung der obengenannten Muskeln unter einer Verlagerung des Schultergürtels nach vorne leiden, sind gut beraten, diese Übung verstärkt zu trainieren. Viele Verspannungszustände im Bereich der Hals- und Brustwirbelsäule könnten damit vermieden werden, und deshalb sollte die Übung auch für alle Anfänger unerläßlich sein.

Arme auseinanderführen
Muskelbeteiligung: **1** hinterer Deltamuskel – m. deltoideus, **2** Kapuzenmuskel – m. trapezius, **3** dreiköpfiger Armstrecker – m. triceps brachii, **4** Untergrätenmuskel – m. infraspinatus, **5** Obergrätenmuskel – m. supraspinatus, **6** großer und kleiner Rautenmuskel – m. rhomboideus major et minor, **7** kleiner Rundmuskel – m. teres minor

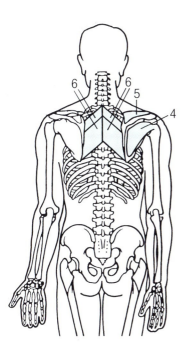

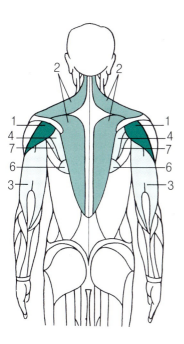

Rumpfbeugen

Unter dem Rumpfbeugen versteht man in der Trainingspraxis sämtliche Formen der sogenannten Sit ups. In den meisten Studios genießt die. Übung im Kampf um die Formung der Taille hohes Ansehen. Leider muß man sagen, daß Anfängern immer noch die bedenklichste Art, nämlich die mit gestreckten Beinen (im Bild), am häufigsten vorgeschlagen wird. Um die Bauchmuskeln optimal zu trainieren, muß eine Beugung in der Wirbelsäule stattfinden. Bei geraden Beinen und abgeschwächten Bauchmuskeln springt aber zunächst der Lendendarmbeinmuskel an, der dann wegen seines Ursprungs vom 1. bis 4. Lendenwirbel die Lordose (Hohlkreuz) verstärkt. Somit werden Rückenbeschwerden provoziert bzw. bestehende noch unangenehmer. Dies gilt übrigens auch für jede Ausführung im Liegen, unabhängig davon, ob Sie nun die Beine oder den Oberkörper anheben. Man kann dieser Gefahr sehr leicht mit einer Übung begegnen, bei der man die abgebeugten Beine auf eine Bank ablegt. Wegen der Beugung im Hüftgelenk kann der Lendendarmbeinmuskel zu Beginn der Übung nicht in den Bewegungsablauf mit eingreifen. Die noch zusätzliche Beugung im Kniegelenk bewirkt auch eine wesentlich geringere Beteiligung der zweigelenkigen Schenkelmuskeln (gerader Schenkelstrecker, Schneidermuskel, Spanner der Oberschenkelbinde). Bei der Übungsausführung ohne Gegenhalt wird ausschließlich die Bauchmuskulatur trainiert. Erst bei einem Gegenhalt und einer Bewegung über das erste Drittel hinaus kommt der Len-

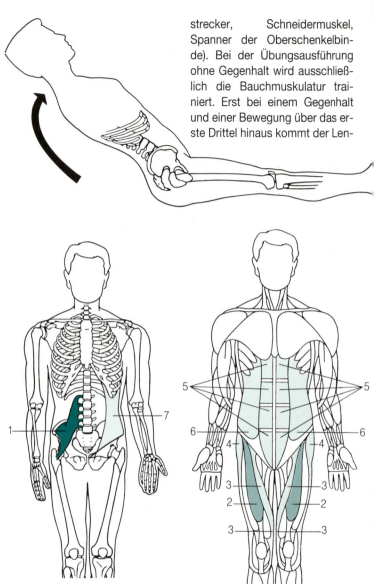

Rumpfbeugen

Muskelbeteiligung: **1** Lendendarmbeinmuskel – m. iliopsoas, **2** gerader Schenkelstrecker – m. rectus femoris, **3** Schneidermuskel – m. sartorius, **4** Spanner der Oberschenkelbinde – m. tensor fasciae latae, **5** gerader Bauchmuskel – m. rectus abdominis, **6** äußerer schräger Bauchmuskel – m. obliquus externus abdominis, **7** innerer schräger Bauchmuskel – m. obliquus internus abdominis dendarmbeinmuskel ins Spiel, was aber wesentlich gefahrloser ist, da er bei dieser Körperhaltung nicht mehr in der Lage ist, die Lordose zu verstärken.

Beim Beinheben an der Sprossenwand bzw. an einer Bauchmuskelstation ist zwar auch der Lendendarmbeinmuskel am stärksten beteiligt, jedoch ist es wegen der gleichzeitig auf Zug beanspruchten Lendenwirbelsäule weitaus unbedenklicher.

Um verstärkt den inneren und äußeren schrägen Bauchmuskel zu trainieren, muß das Rumpfbeugen mit einer Drehung durchgeführt werden. Noch effektiver ist das Rumpfdrehen in der Rückenlage (Übung 45). Beachtet werden sollte auch die entsprechende Handhaltung, um die Halswirbelsäule nicht zu überbeanspruchen. Ein Verschränken hinter dem Kopf und ein schwungvoller Beginn der Bewegung, um die Masseträgheit des Oberkörpers zu überwinden, übt einen starken Zug auf die Halswirbelsäule aus und kann zu Beschwerden führen. Günstiger ist es, die Arme vor dem Körper zu verschränken bzw. seitlich an den Kopf anzulegen.

Rumpfstrecken

Das Rumpfstrecken als Bewegung ist im täglichen Leben und im Sport von allergrößter Bedeutung, und oft muß die sportliche Laufbahn wegen eines Schadens im Bereich der Wirbelsäule been-

det werden. Eine gut trainierte Muskulatur ist durchaus in der Lage, die Wirbelsäule zu stabilisieren und Schäden zu verhindern. Man kann die Rückenmuskulatur in eine oberflächliche und eine tiefliegende Muskulatur unterteilen. Die an der Oberfläche liegende Muskulatur besteht aus separaten, aber miteinander verflochtenen langen Muskelzügen (Darmbein-Rippenmuskel, Langmuskel, Dornmuskel). Die tiefliegende Muskulatur besteht aus kleinen Muskeln, die in Paaren verlaufen (Zwischenquerfortsatzmuskel, Zwischendornmuskel, Drehmuskel und viergeteilter Muskel) und oft nur mit einem Wirbel verbunden sind. Beim Rumpfstrecken sowie bei seitlichen Rumpfbewegungen arbeiten sie als Einheit gemeinsam. Trainiert werden die Rückenmuskeln am sichersten und effektivsten auf einer Hyperextensionsbank. Natürlich läßt sich die Übung auch auf einer Bank bzw. einem Turnkasten durchführen, nur muß darauf geachtet werden, daß die Füße festgehalten oder an einer Sprossenwand verankert werden. Wichtig ist, daß während der Übungsausführung der gesamte Beckengürtel auf der Bank aufliegt, um zu vermeiden, daß die Gesäß- und ischiocrurale Muskulatur (wie im Bild dargestellt) die Hauptarbeit übernehmen. Die Abwärtsbewegung sollte mit einem vom Kopf ausgehenden weichen Einrollen begonnen werden, um durch die Beu-

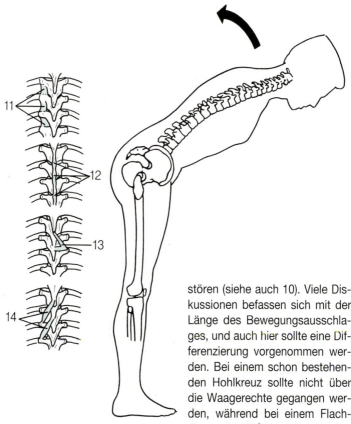

stören (siehe auch 10). Viele Diskussionen befassen sich mit der Länge des Bewegungsausschlages, und auch hier sollte eine Differenzierung vorgenommen werden. Bei einem schon bestehenden Hohlkreuz sollte nicht über die Waagerechte gegangen werden, während bei einem Flachrücken 15–20° über die Horizontale vertretbar sind. Neuere Forschungen haben ergeben, daß Wirbel und Bandscheiben bei der liegenden Ausführung innerhalb dieses Bewegungsspielraums kaum belastet werden.

Rumpfstrecken in der Form von Hyperextensionen ist eine unabdingbare Voraussetzung, um die sportlichen Leistungen zu verbessern bzw. den Rücken in den entsprechenden Trainingszustand zu versetzen, um später Kniebeugen und Überkopfbewegungen verkraften zu können.

gung der Wirbelsäule eine optimale Vordehnung der Rückenmuskulatur zu erreichen. Die Aufwärtsbewegung sollte genauso konzentriert und langsam durchgeführt und auch dabei Wirbel um Wirbel abgerufen werden. Eine zu schnelle Bewegung mit geradem Rücken kann zu Verletzungen führen und beansprucht in erster Linie den unteren Teil der Rückenmuskulatur. Ein intensives, aber falsches Training führt zu einer weiteren Verkürzung und kann das Haltungsbild nachhaltig

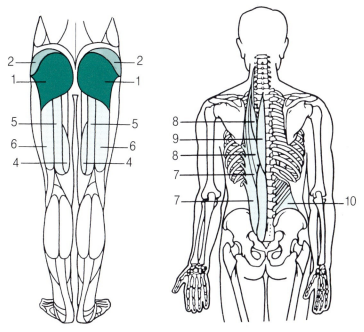

Rumpfstrecken

Muskelbeteiligung: **1** großer Gesäßmuskel – m. gluteus maximus, **2** mittlerer Gesäßmuskel – m. gluteus medius, **3** kleiner Gesäßmuskel – m. gluteus minimus (nicht im Bild), **4** Plattsehnenmuskel – m. semimembranosus, **5** Halbsehnenmuskel – m. semitendinosus, **6** zweiköpfiger Beinbeuger – m. biceps femoris, **7** Darmbein-Rippenmuskel – m. iliocostalis, **8** Langmuskel – m. longissimus, **9** Dornmuskel – m. spinalis, **10** viereckiger Lendenmuskel – m. quadratus lumborum, **11** Zwischenquerfortsatzmuskel – mm. intertransversarii, **12** Zwischendornmuskel – mm. interspinales, **13** Drehmuskeln – mm. rotatores, **14** viergeteilter Muskel – m. multifidus

Bein nach vorne heben

Das Bein nach vorne heben wird als Übung in einem Bodybuilding-Trainingsplan kaum berücksichtigt, zumal die Hüftbeuger sowohl bei anderen Übungen als auch im täglichen Alltag mittrainiert werden. Beim Bergwandern, Treppensteigen und Laufen müssen die Hüftbeuger verstärkt mitarbeiten, selbst beim Gehen werden sie noch ausreichend beansprucht. Dennoch sollte die Muskelfunktion beim Beinheben der Vollständigkeit halber beschrieben werden. Der stärkste Hüftbeuger ist eindeutig der Lendendarmbeinmuskel, der bei erhöhtem Trainingszustand (siehe auch 3.11) leicht zur Verkürzung neigt. Wird die Bewegung mit gestrecktem Bein durchgeführt, können die zweigelenkigen Muskeln (gerader Schenkelstrecker, Schneidermuskel, Spanner der Oberschenkelbinde) ihn bei der Bewegungsausführung optimal unterstützen. Leichathleten, Fußballer, Geräteturner und Kraulschwimmer profitieren von dem guten Trainingszustand der Hüftbeuger, die aber wegen der Gefahr der Verkürzung auch regelmäßig gedehnt werden sollten. Diese Aussage hat auch Gültigkeit für alle Breitensportler, die unbewußt bei verschiedenen Bauchmuskelübungen über den vollen Bewegungsanschlag die Hüftbeuger verstärkt trainieren. Häufig wird das Beinheben bei verschiedenen Formen der Gymnastik unter anderem für die Entwicklung der Bauchmuskulatur durchgeführt. Neben der Erkenntnis, daß es bessere Bauchmuskelübungen gibt, ist es wichtig zu wissen, daß nur dann die Bauchmuskulatur verstärkt trainiert wird, wenn auch gleichzeitig eine Flexion (Beugung) der Wirbelsäule stattfindet. In der Praxis bedeutet dies, der Oberkörper muß sich während des Beinhebens in Richtung Oberschenkel bewe-

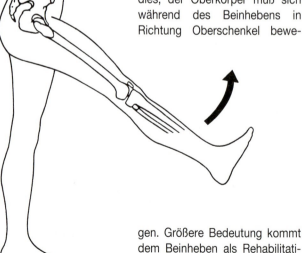

gen. Größere Bedeutung kommt dem Beinheben als Rehabilitationsübung zu. Nach Knieverlet-

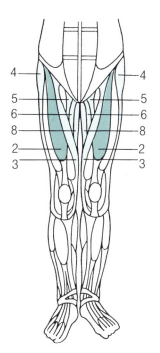
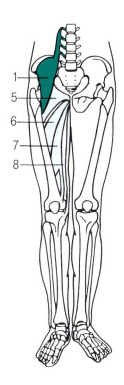

3

Bein nach vorne heben

Muskelbeteiligung: **1** Lendendarmbeinmuskel – m. iliopsoas, **2** gerader Schenkelstrecker – m. rectus femoris, **3** Schneidermuskel – m. sartorius, **4** Spanner der Oberschenkelbinde – m. tensor fasciae latae, **5** Kammuskel – m. pectineus, **6** langer Schenkelanzieher – m. adductor longus, **7** großer Schenkelanzieher – m. adductor magnus, **8** schlanker Muskel – m. gracilis

zungen und daraus resultierenden Bewegungseinschränkungen ist es oft die erste Möglichkeit, den geraden und inneren Schenkelstrecker zu aktivieren, ohne das Kniegelenk zu belasten.

Beinsenken

Das Beinsenken an einer Maschine sowie mit einem Deuserband

oder das Bein nach hinten heben (Übung 50) mit einem Eisenschuh erfreut sich ungeteilter Beliebtheit bei den Damen. Fast alle Frauen versprechen sich davon ein straffes Gesäß und setzen die Übung ganz gezielt zur Gewebestraffung ein. Männer dagegen halten die übrigen Übungen, wie z.B. die Kniebeuge, für ausreichend, die gesamte Gesäßmuskulatur in den entsprechenden Trainingszustand zu versetzen.

Beide Betrachtungsweisen sind nur unvollständig, wenn man die Muskelbeteiligung beider Übungen näher betrachtet. Zunächst muß man feststellen, daß bei einer Kniebeuge die Gesäßmuskeln um so stärker beteiligt sind, je tiefer man sie ausführt. Beim Beinsenken hilft bei der Übungsausführung die ischiocrurale Muskulatur in entscheidendem Maße mit, es sei denn, man winkelt das Bein während der Bewegung ab (Polster bzw. Deuserband oberhalb der Kniekehle). Neben ihrer Funktion, das Becken aufzurichten, hat die Gesäßmuskulatur noch eine zusätzlich wichtige Aufgabe, die für jedermann von großer Bedeutung ist. Zusammen mit der Bauchmuskulatur und der ischiocruralen Muskulatur sorgt sie dafür, das Becken aufgerichtet zu halten. Sehr häufig kann man bei Menschen mit Rückenbeschwerden eine Abschwächung der Bauch- und Gesäßmuskulatur erkennen, die letztlich zu einer Verstärkung der Lordose führt. Manches Rückenleiden könnte bei entsprechend gutem Trainingszustand der betreffenden Muskulatur vermieden werden. Bei Rückenleiden ist es demnach

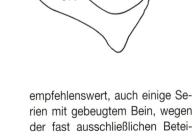

empfehlenswert, auch einige Serien mit gebeugtem Bein, wegen der fast ausschließlichen Beteiligung der Gesäßmuskulatur, durchzuführen. Nach Verletzungen des Kniegelenks ist der Ausführung mit gestrecktem Bein Vorzug einzuräumen (Polster bzw. Deuserband oberhalb des Kniegelenkspaltes), um die Beinbeuger in einer Phase der Bewegungseinschränkung stärker zu erfassen. Anfänger können sich mit dieser Übung gut auf die später folgenden Komplexübungen (z. B. Kniebeuge) vorbereiten und damit möglichen Verletzungen aus dem Wege gehen. Die Aufwärtsbewegung sollte langsam durchgeführt werden, weil bei gestrecktem Bein die ischiocrurale Muskulatur verstärkt gedehnt wird und bei Überschreitung des möglichen Bewegungsausschlages gezerrt werden kann.

3

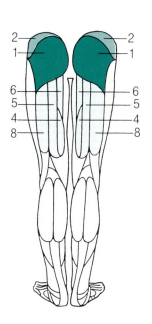 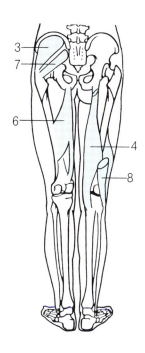

Beinsenken

Muskelbeteiligung: **1** großer Gesäßmuskel – m. gluteus maximus, **2** mittlerer Gesäßmuskel – m. gluteus medius, **3** kleiner Gesäßmuskel – m. gluteus minimus, **4** Plattsehnenmuskel – m. semimembranosus, **5** Halbsehnenmuskel – m. semitendinosus, **6** großer Schenkelanzieher – m. adductor magnus, **7** birnförmiger Muskel – m. piriformis, **8** zweiköpfiger Beinbeuger – m. biceps femoris

Beinabspreizen

Das Beinabspreizen, auch als Beinheben seitlich bekannt, wird wesentlich weniger als das Beinanspreizen trainiert, obwohl der gute Trainingszustand der Abduktoren in vielerlei Hinsicht be-

deutungsvoll ist. Eine Abschwächung der Abduktoren führt zu einer disharmonischen Gangart. Eine Lähmung des mittleren Gesäßmuskels beispielsweise hat einen typisch humpelnden Gang zur Folge, bei dem das Becken auf der einen Seite absinkt und der Oberkörper nach der anderen Seite kippt. Da die Abduktoren bei allen Lauf-, Geh- und Sprungbewegungen von größter Bedeutung sind, sollte ihrer Ausbildung die nötige Aufmerksamkeit gewidmet werden. Gerade bei Hochspringern und Handballern (beim Sprungwurf), um nur zwei Beispiele herauszugreifen, müssen immense Kräfte beim Absprung auf einem Bein freigemacht werden. Hier reicht unter Umständen der Trainingszustand der Abduktoren nicht aus, und sie müssen dann isoliert durch Beinabspreizen beansprucht werden. Nach Verletzungen oder längerer Bettlägerigkeit wäre auch der Breitensportler gut beraten, sie gezielt wieder zu trainieren. Auch hier der Hinweis, daß sowohl bei der Ausführung mit einer Trainingsmaschine als auch mit dem Deuserband nach Knieverletzungen die Belastung nur oberhalb des Kniegelenkspaltes wirken darf. Generell ist eine Durchführung des Beinabspreizens mit geradem Körper anzustreben, um die wichtigsten Muskeln auch entsprechend zu trainieren. Dies gilt für die

Übungsausführung mit dem Eisenschuh, Deuserband und der Maschine gleichermaßen. Bei einer Abwinklung des Oberkörpers nach vorne (z. B. sitzende Ausführung) wird der mittlere Gesäßmuskel nicht effektiv genug trainiert, sondern in erster Linie der Spanner der Oberschenkelbinde. Ferner ist es wichtig, die Zehen nicht nach oben zu drehen, denn dadurch werden durch eine Hüftgelenksflexion (Beugung) völlig andere Muskeln ins Spiel gebracht (siehe 3.13). Kraftmäßig sind die Abduktoren etwa um die Hälfte schwächer als die Adduktoren, insofern sollte auch die Gewichtsbelastung entsprechend angepaßt sein. Für ältere bzw. muskelschwache Anfänger kann es zunächst ausreichen, die Übung völlig ohne Belastung auszuführen (siehe Übung 54).

3

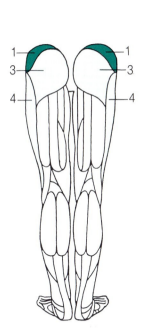 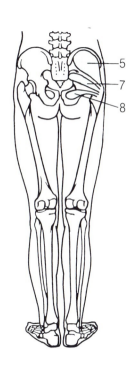

Beinabspreizen

Muskelbeteiligung: **1** mittlerer Gesäßmuskel – m. gluteus medius, **2** gerader Schenkelstrecker – m. rectus femoris, **3** großer Gesäßmuskel – m. gluteus maximus, **4** Spanner der Oberschenkelbinde – m. tensor fasciae latae, **5** kleiner Gesäßmuskel – m. gluteus minimus, **6** Schneidermuskel – m. sartorius, **7** birnförmiger Muskel – m. piriformis, **8** innerer Hüftlochmuskel – m. obturatorius internus

Beinanspreizen

Das Beinanspreizen ist neben dem Beinsenken die wohl beliebteste Übung bei Frauen, um Problemzonen zu beseitigen. Sehr selten sieht man Männer die Adduktoren trainieren, obwohl sie sowohl für die Haltung als auch bei verschiedenen Sportarten von großer Bedeutung sind. Zunächst einmal sorgen sie mit den Abduktoren zusammen für das Gleichgewicht des Beckens und damit für einen harmonischen Gang. Zusammen mit dem geraden Bauchmuskel verhindern sie ein Absinken des Rumpfes zwischen die Beine. So führt z. B. eine einseitige Schwäche der Adduktoren zu einer Senkung des Beckens auf der gleichen Seite. Ferner sind sie für alle Sportler wichtig, die schnelle Richtungsänderungen vornehmen müssen. Besonders hoch ist die Gefahr von Adduktorenverletzungen bei Fußballern, die bei entsprechendem Kraft- bzw. Beweglichkeitstraining weitgehendst vermieden werden könnten. Um die Adduktoren optimal zu trainieren ist es wichtig, die Zehen während des Bewegungsablaufs nicht nach außen zu drehen. Bei nach außen gedrehten Zehen ist zwar ein größerer Bewegungsausschlag möglich, allerdings kommen dann auch andere Muskeln ins Spiel. Wegen der oft schlechten Dehnfähigkeit der Adduktoren muß auf eine langsame Bewegung geachtet werden, um Zerrungen zu vermeiden. Die Durchführung der Bewegung ist nach Verletzungen des Kniegelenks empfehlenswert, um die Hüft- und Oberschenkelmuskulatur schnell wieder aufzubauen. Noch besser wäre es, selbst mit

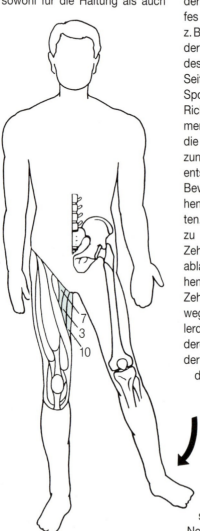

Gips das Beinanspreizen zu trainieren, um eine zu starke Muskelatrophie zu verhindern. Bei einem Training mit verletztem Knie muß sich sowohl das Polster einer Maschine als auch das Deuserband oberhalb des Kniegelenkspalts befinden, um zu starke Beanspruchung des Bandapparats zu vermeiden.

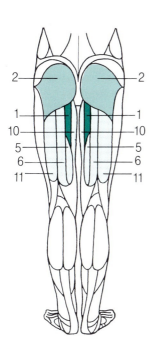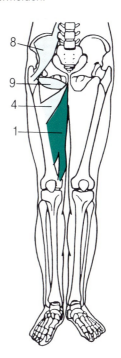

3

Beinanspreizen

Muskelbeteiligung: **1** großer Schenkelanzieher – m. adductor magnus, **2** großer Gesäßmuskel – m. gluteus maximus, **3** langer Schenkelanzieher – m. adductor longus, **4** kurzer Schenkelanzieher – m. adductor brevis, **5** Plattsehnenmuskel – m. semimembranosus, **6** Halbsehnenmuskel – m. semitendinosus, **7** Kammuskel – m. pectineus, **8** Lendendarmbeinmuskel – m. iliopsoas, **9** äußerer Hüftlochmuskel – m. obturatorius externus, **10** schlanker Muskel – m. gracilis, **11** zweiköpfiger Beinbeuger – m. biceps femoris

Beinstrecken

Beinstrecken als Übung kann man sowohl an einer Maschine als auch mit einem Eisenschuh durchführen. Es sollte darauf geachtet werden, daß bei Beginn der Bewegung Ober- und Unterschenkel keinen kleineren Winkel als 90° bilden. Ist der Winkel kleiner und die Unterschenkel unterschoben, kommt es zu hohem Anpreßdrücken der Kniescheiben zu Beginn der Bewegung. Das gleiche gilt auch bei der Ausführung einer Kniebeuge, die eine Streckung des Beins beinhaltet und bei der durch das Körpergewicht und Zusatzlast hohe Kniegelenksbelastungen auftreten.

Folgendes Beispiel soll die Aussage bekräftigen: Bei einer Kniebeuge im Zehenstand, bei der in der tiefsten Stellung mit dem Gesäß die Fersen berührt werden (falsche Ausführung), entsteht bei einem 80 kg schweren Menschen ein sogenannter Retropatelladruck von ungefähr 1 Tonne. Unter dem Retropatelladruck versteht man einen Anpreßdruck auf die Rückseite der Kniescheibe, der bei einer richtigen Ausführung der Kniebeuge stark verringert werden kann. Bei korrekter Ausführung sollte das Körpergewicht gleichmäßig auf Ballen und Fersen verteilt sein und ein Abfedern am tiefsten Punkt der Bewegung vermieden werden. Im allgemeinen reicht eine Durchführung bis zum rechten Winkel, um die Oberschenkelmuskulatur gut auszubilden. Nur Kraftdreikämpfer und Gewichtheber müssen die Kniebeuge über den vollen Bewegungsablauf durchführen. Beinstrecken an der Maschine bzw. mit Eisenschuh ist wegen der geringeren Kniegelenksbelastung der Kniebeuge vorzuziehen, allerdings sollte die Bewegung bis zur völligen Streckung des Beines gehen. Die Endphase der Bewegung ist vor allem für die Ausbildung des inneren Schenkelstreckers wichtig. Der gute Trainingszustand des inneren Schenkelstreckers ist für die Stabilität des Knies von entscheidender Bedeutung, zumal er bei entsprechender Funktionsfähigkeit in der Lage ist, ein Abrutschen der Kniescheibe nach außen zu verhindern. Läufer bzw. Frauen leiden häufig unter diesem Symptom und sollten deshalb verstärkt die Streckung in der Endphase trainieren. Meist ist selbst bei einer schon bestehenden Arthrose und starken Schmerzen eine schmerzlose Bewegung im oberen Bereich möglich, die unbedingt genutzt werden sollte. Je weiter der Oberkörper bei der Übungsausführung zurückgelegt wird, um so stärker wird der gerade Schenkelstrecker als zweigelenkiger Muskel beteiligt. Alle übrigen drei Muskelköpfe werden unabhängig von der Körperhaltung bei jedem Streckvorgang effektiv trainiert. Die Beinstreckung spielt fast bei jeder Sportart und im täglichen Leben eine so bedeutsame Rolle, daß die Stabilität des Kniegelenks durch eine funktionsfähige Muskulatur angestrebt werden muß.

3

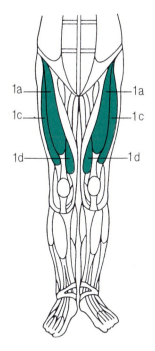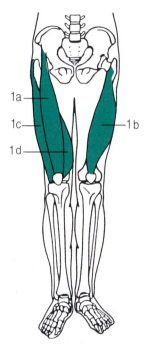

Beinstrecken

Muskelbeteiligung: **1** vierköpfiger Schenkelstrecker – m. quadriceps femoris, bestehend aus: **1a** geradem Schenkelstrecker – m. rectus femoris, **1b** mittlerem Schenkelstrecker – m. vastus intermedius, **1c** äußerem Schenkelstrecker – m. vastus lateralis, **1d** innerem Schenkelstrecker – m. vastus medialis

Beinbeugen

Je nach Fabrikat und Ausführung einer Maschine kann die Übung stehend, auf dem Bauch liegend oder sitzend durchgeführt werden. Ebenso kann sie auch mit dem Eisenschuh als Belastung auf einer Schrägbank liegend bzw. stehend trainiert werden. Um den vollständigen Schutz und die nötige Stabilität des Kniegelenks zu erreichen, müssen die Beugemuskeln, als Antagonisten (Gegenspieler) des vierköpfigen Schenkelstreckers, in einem gleich guten Trainingszustand sein. Nur eine straffe und funktionsfähige Beinbeugemuskulatur ist nach einer Verletzung des vorderen Kreuzbandes in der Lage, einen möglichen Schubladeneffekt zu verhindern. Da die zweigelenkige Muskulatur neben ihrer beugenden Funktion im Kniegelenk auch die Aufgabe hat, das Bein im Hüftgelenk zu strecken, ist sie aufgrund der verschiedenen Arbeitsweisen relativ verletzungsanfällig. Um vollständig trainiert zu werden, müssen deshalb zwei völlig verschiedene Bewegungen ausgeführt werden. Die Beinbeugung für den unteren und die Streckung im Hüftgelenk (siehe 3.14) für den oberen Anteil. Bei der Übungsausführung liegend zunächst nur mit leichten Gewichten trainieren, um eine Beugung des Hüftgelenks (Anhe-

ben) des Beckens mit einer daraus resultierenden Hohlkreuzlage zu vermeiden. Die Muskeln werden zwar dadurch gedehnt und können stärker kontrahieren, aber der untere Rücken wird dabei stärker belastet. Für Anfänger ist die Übungsausführung stehend meist die geeignetere. Eine

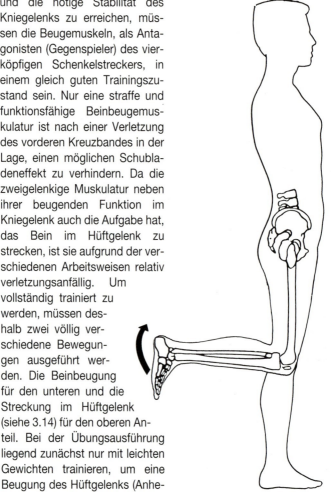

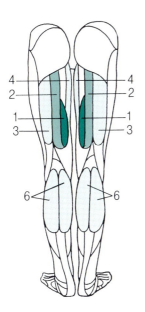
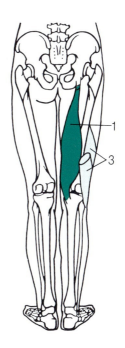

3

Beinbeugen
Muskelbeteiligung: **1** Plattsehnenmuskel – m. semimembranosus, **2** Halbsehnenmuskel – m. semitendinosus, **3** zweiköpfiger Beinbeuger – m. biceps femoris, **4** schlanker Muskel – m. gracilis, **5** Schneidermuskel – m. sartorius (nicht im Bild), **6** Zwillingswadenmuskel – m. gastrocnemius

Besonderheit ist auch die Tatsache, daß die rückwärtige Oberschenkelmuskulatur bei vielen Menschen verkürzt und als Folge die Beweglichkeit der Hüfte eingeschränkt ist und so zu Rückenbeschwerden führen kann.
Um eine Verkürzung der Beinbeuger zu vermeiden, sollte bei einem häufigen Training immer an die entsprechenden Dehnungsübungen (siehe 8.2) gedacht werden.

Fußbeugen

Den Fuß beugen als Übung ist sowohl bei einem Training im Studio als auch beim Heimtraining nahezu unbekannt. Da es keine Maschine gibt, kann man Übungen nur mit Eisenschuh (auf Stuhl sitzend) bzw. Deuserband durchführen. Den schlechten Trainingszustand der Muskulatur können Sie oft schmerzhaft nach längeren Wanderungen feststellen. Weitaus bedeutsamer ist aber die Tatsache, daß gerade nach Bandverletzungen im Sprunggelenksbereich Fußbeugen als Übung wichtig wäre, um die alte Stabilität wieder zu erreichen. Dabei sollte der Fuß nicht nur gerade nach oben gezogen, sondern auch nach außen und innen gehoben werden. Dabei kommen wieder Muskeln ins Spiel, die auch bei der Fußstreckung angesprochen werden. Ein guter Trainingszustand versetzt die Muskeln in die Lage, den Fuß richtig zu führen und Unebenheiten des Bodens auszugleichen. Viele Überlastungsschäden im Bereich des Knie- und Hüftgelenks könnten dadurch vermieden werden.

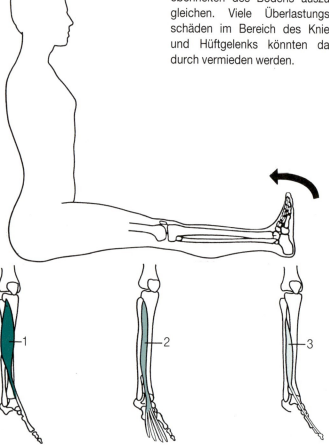

Fußbeugen
Muskelbeteiligung: **1** vorderer Schienbeinmuskel – m. tibialis anterior, **2** langer Zehenstrecker – m. extensor digitorum longus, **3** langer Großzehenstrecker – m. extensor hallucis longus

Fußstrecken

Beim Wadenheben, das man in der Medizin auch als Plantarflexion bezeichnet, kommt es zur Streckung des Fußes. Aus Platzgründen ist dies im Bild in der sitzenden Position dargestellt worden. Die Hauptlast bei der Bewegung trägt der Zwillingswadenmuskel, der auch als zweigelenkiger Muskel im Kniegelenk bei der Bewegung mit beteiligt ist.

Wegen seiner Zweigelenkigkeit muß er bei gestrecktem Bein trainiert werden, da er sich beim gebeugten Bein im entspannten Zustand befindet und kaum in den Bewegungsablauf mit eingreifen

3

Fußstrecken
Muskelbeteiligung: **1** Zwillingswadenmuskel – m. gastrocnemius, **2** Schollenmuskel – m. soleus, **3** langer Großzehenbeuger – m. flexor hallucis longus, **4** langer Zehenbeuger – m. digitorum longus, **5** hinterer Schienbeinmuskel – m. tibialis posterior (nicht im Bild), **6** langer Wadenbeinmuskel – m. peroneus longus, **7** kurzer Wadenbeinmuskel – m. peroneus brevis

kann. Der Schollenmuskel unterstützt den Zwillingswadenmuskel am stärksten bei der Fußstreckung, und zusammen werden sie auch als triceps surae bezeichnet und verrichten fast $^9/_{10}$ der gesamten Arbeit. Obwohl die anderen Muskeln prozentual nur geringfügig an der Fußstreckung beteiligt sind, spielen sie bei der Vorbeugung von Verletzungen eine große Rolle. Der kurze und lange Wadenbeinmuskel steuern den Fuß nach außen, heben den äußeren Fußrand und werden am besten mit nach außen gestellten Zehen beim Wadenheben trainiert. Bei nach innen gestellten Zehen stärken sie besonders den langen Großzehenbeuger, den langen Zehenbeuger und die hinteren Schienbeinmuskeln als Gegenspieler der Wadenbeinmuskeln. Da der Fuß derjenige Körperteil ist, der das gesamte Körpergewicht beim Gehen, Laufen oder Springen aufnehmen, verteilen und beschleunigen muß, sollte seine Muskulatur auch in entsprechendem Zustand sein. Einige Muskeln, die Auswirkungen auf die Bewegungen des Fußes haben, entspringen am Unterschenkel, und somit können Sie bei entsprechendem Training nicht nur die Stabilität des Fußes stärken, sondern tun auch etwas für die Optik der Waden.

Voraussetzung für ein optimales und verletzungsfreies Körpertraining ist die richtige Übungsausführung. Gerade für Anfänger ist es unerläßlich, den direkten Weg zum Erfolg zu finden. Im Gegensatz zu den Übungsanalysen sind bei den Übungsdarstellungen und Übungsbeschreibungen nur die Muskeln aufgezählt, die am stärksten bei der jeweiligen Übung beteiligt sind. Abweichungen von der vorgeschriebenen Bewegungsbahn bringen andere Muskeln ins Spiel und können natürlich auch den angestrebten Trainingserfolg mindern. Versuchen Sie also die Übung erst zu verstehen, und benutzen Sie bei den ersten Versuchen zunächst ein leichtes Gewicht, um die richtige Technik zu erlernen. Erst wenn Ihre Bewegungsvorstellung gut ausgeprägt ist, sollten Sie zu schweren Gewichten übergehen.

Hinweis zu den Übungsdarstellungen:

1 = stärkste Muskelbeteiligung
2 = zweitstärkste Muskelbeteiligung
3 = drittstärkste Muskelbeteiligung usw.

Übungen für die Unterarmmuskulatur

Übung 1: Sitzende Position, Unterarme liegen im Untergriff auf den Oberschenkeln. Aus der Überstreckung werden die Fäuste mit dem Gewicht bis zum Bewegungsanschlag nach oben bewegt und wieder langsam abgesenkt. Teilweise werden die an der Übung beteiligten Muskeln auch bei verschiedenen Armbeugebewegungen mittrainiert, allerdings nicht in ausreichendem Maße. Um eine vollständige Muskelentwicklung im Unterarm anzustreben, müssen die verschiedenen Unterarmcurls durchgeführt werden. Anfänger können damit verschiedenen Überbeanspruchungen vorbeugen, die durch Armbeugen ausgelöst wer-

Übung 1 Handgelenksstreckung mit Lang- bzw. Kurzhantel Muskelbeteiligung: **1** gemeinschaftlicher Fingerstrecker, **2** langer radialer Handgelenksstrecker, **3** kurzer radialer Handgelenksstrecker (nicht im Bild)

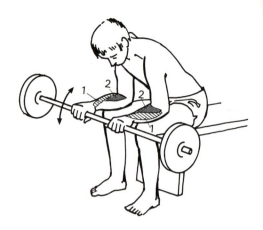

den können. In verschiedenen Sportarten (Tennis, Basketball, Volleyball, Squash, Leichtathletik) werden hohe Ansprüche an die Muskulatur des Unterarms gestellt und können nur nach entsprechender Vorbereitung gefordert werden.

Übung 2: Die Ausführung an dem Handgelenksroller hat den großen Vorteil, daß kein allzu großer Anspruch an die Beweglichkeit gestellt wird, die bei Übung 1 in höherem Maße vorhanden sein muß. Zudem sind ein größerer Bewegungsausschlag möglich und eine bessere Trainingswirkung gewährleistet. Es gibt zwei Übungsausführungen, die beide die gewünschten Muskeln trainieren. Bei beiden liegen die Hände im Obergriff auf der Stange. Während bei der ersten abwechselnd das Gewicht nach oben gerollt wird, bewegt man bei der anderen Ausführung

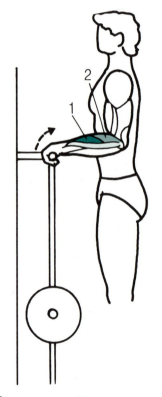

Übung 2 Handgelenksstreckung am Handroller
Muskelbeteiligung: wie Übung 3

Übung 3 Handge-
lenksbeugung mit Lang-
bzw. Kurzhantel
Muskelbeteiligung
1 oberflächlicher Fingerbeuger (nicht im Bild),
2 tiefer Fingerbeuger
(nicht im Bild), **3** ulnarer
Handgelenksbeuger

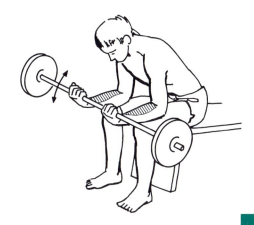

mit beiden Händen gleichzeitig das Gewicht über den vollen Bewegungsausschlag. Ein konzentriertes Bewegen des Gewichts mit beiden Händen gleichzeitig ist die effektivere Methode, weil dabei eine Unterstützung durch den Oberkörper fast ausgeschlossen ist.

Übung 3: Sitzende Position, Unterarme liegen im Obergriff auf den Oberschenkeln, Fäuste im Gelenk nach oben drehen und langsam wieder absenken. Diese Übung ist eine ausgezeichnete Vorbereitung, um die Muskeln zu schulen, die Ihnen im Fortgeschrittenenprogramm ein gutes Umsetzen einer Langhantel ermöglichen. Auch Judoka, Fechter und Tennisspieler profitieren von einem guten Trainingszustand der Handgelenksstreckmuskulatur. Eine funktionsfähige Unterarmmuskulatur (gilt für alle Übungen) kann dem Hobbytennisspieler sogar die Leiden eines Tennisellenbogens ersparen.

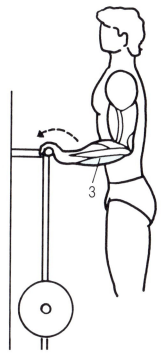

Übung 4 Handgelenksbeugung
am Handroller
Muskelbeteiligung: wie Übung 1

Übung 4: Sinngemäß gilt hier das gleiche wie bei der Handgelenksbeugung. Auch bei der Handgelenksstreckung gibt es zwei Übungsausführungen, nur wird hier im Gegensatz zu Übung 2 das Gewicht in Gegenrichtung (siehe Pfeil) aufgerollt. Anfänglich kein zu schweres Gewicht wählen, um Überlastungen der Unterarmmuskulatur vorzubeugen. Bei Neigung zu Sehnenscheidenentzündung nur sehr langsam den Trainingsumfang steigern, um mögliche entzündliche Prozesse zu vermeiden. Hier sollte eine gute Durchblutung mit leichten Widerständen und vielen Wiederholungen im Vordergrund stehen.

Übungen für die Armbeugemuskulatur

Übung 5: Beim Armbeugen sollte darauf geachtet werden, daß die Übung über den vollen Bewegungsspielraum durchgeführt wird. Je nach Trainingsgerät muß eine entsprechende Einstellung der Sitzfläche und Armlänge vorgenommen werden. Die Übung sollte mit einer ruhigen und gleichmäßigen Geschwindigkeit ausge-

führt werden. Besonders bei der Abwärtsbewegung ist eine schnelle Bewegung gegen den Gelenkanschlag wegen möglicher Verletzungen zu vermeiden.

Übung 6: Leichte Grätschstellung, Hantel im Untergriff, gleichmäßiges Beugen der Arme, bis sich die Hantel auf Brusthöhe befindet, und wieder in die Ausgangsstellung zurückgehen. Bei dieser Übung kann der zweiköpfige Armbeuger bei voll entrollter Sehne optimal arbeiten und seine größte Kraft entwickeln. Bei älteren Anfängern kann es wegen mangelnder Beweglichkeit in den Gelenken zu Verspannungen und Schmerzzuständen im Handgelenks- und Ellbogenbereich kom-

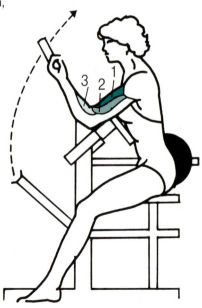

Übung 5 Armbeugen an der Trainingsmaschine Muskelbeteiligung: zweiköpfiger Armbeuger, innerer Armbeuger, Oberarmspeichenmuskel

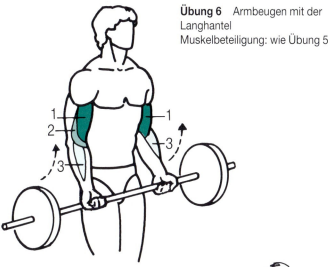

Übung 6 Armbeugen mit der Langhantel
Muskelbeteiligung: wie Übung 5

men. In solchen Fällen ist die Übungsausführung mit der »SZ-Stange« wegen der frei wählbaren Handstellung die geeignetere.

Übung 7: Auf einer Bank oder einem Stuhl sitzend, wird der Oberkörper nach vorne gebeugt. Oberarm wird an der Innenseite des Oberschenkels angelegt und Beugen des Arms aus der Tiefhalte bis zur Brust. Die Übung sollte konzentriert und ohne einleitenden Schwung des Oberkörpers durchgeführt werden, um die Armbeugemuskulatur völlig isoliert zu trainieren. Eine weitere Variation ist das Armbeugen an der Schrägbank. Hier wird der Oberarm anstatt am Oberschenkel auf der Bank abgelegt. Die Trainingswirkung ist ähnlich wie bei Übung 7, jedoch in einem anderen Winkelbereich.

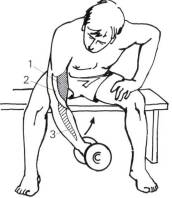

Übung 7 Konzentrationsarmbeugen
Muskelbeteiligung: wie Übung 5

Übung 8: Daumen zeigt bei Beginn der Bewegung nach vorne, abwechselndes Beugen der Arme ohne Drehung bis in Brusthöhe. Damit wird bei dem zweiköpfigen Armbeuger eine Supination (Auswärtsdrehung) fast ausgeschlossen, und er kon-

63

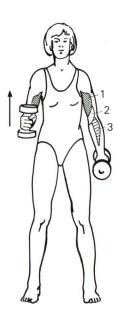

Übung 8 Armbeugen im neutralen Griff
Muskelbeteiligung: **1** zweiköpfiger Armbeuger, **2** innerer Armbeuger, **3** Oberarmspeichenmuskel

trahiert in einer geraden Linie. Die Übung belastet kaum die Gelenke und setzt keine große Gelenkbeweglichkeit voraus. Deshalb ist sie auch für Anfänger und bei empfindlichen Ellenbogen (Tennisellenbogen) empfehlenswert.

Übung 9: Arme in der Tiefhalte, Daumen zeigen nach vorne. Während des Beugevorgangs werden die Unterarme nach außen gedreht, daß in der Endstellung auch die Daumen nach außen zeigen. Wechselseitiges Armbeugen ist dem gleichzeitigen beidarmigen Armbeugen

vorzuziehen, da hierbei weniger der Oberkörper eingesetzt werden kann und somit die Trainingswirkung auf die Armbeugemuskulatur erhöht wird. Bei Neigung zu einem Tennisellenbogen sollte auf die Übung verzichtet werden.

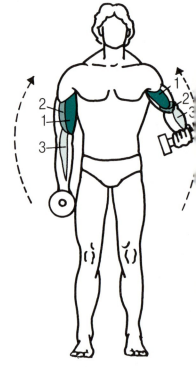

Übung 9 Armbeugen mit Drehung
Muskelbeteiligung: wie Übung 8, zusätzlich noch der Auswärtsdreher

Übung 10: Auf einer Schrägbank (Winkelstellung 45°–60°) sitzend Arme aus dem Langhang bis auf Brusthöhe beugen. Während der

64

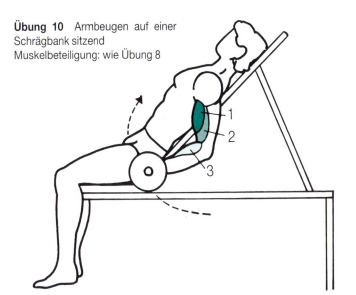

Übung 10 Armbeugen auf einer Schrägbank sitzend
Muskelbeteiligung: wie Übung 8

Übung den Kopf leicht nach vorne beugen, um ein Ausweichen in die Hohlkreuzlage zu vermeiden. Im Gegensatz zu den meisten anderen Armbeugeübungen wird der Muskel einmal in einem völlig anderen Winkelbereich trainiert und schließt bei richtiger Ausführung eine Beteiligung von Hilfsmuskeln durch Oberkörperschwung aus. Daher ist sie sowohl für Anfänger als auch für Fortgeschrittene geeignet.

Übungen für die Armstreckmuskulatur

Übung 11: Beim Armstrecken an der Maschine wird der dreiköpfige Armstrecker in jedem Winkelbereich nahezu optimal trainiert, vor allem dann, wenn man die Übung über den vollen Bewe-

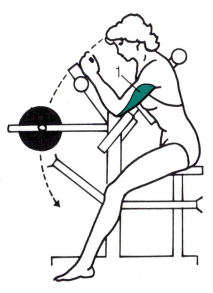

Übung 11 Armstrecken an der Trainingsmaschine
Muskelbeteiligung: **1** dreiköpfiger Armstrecker

65

gungsablauf mit einer gleichmäßigen und nicht zu schnellen Geschwindigkeit ausführt. Der Oberkörper sollte während der Übung ruhig gehalten werden, um auch wirklich nur die Armmuskeln zu beanspruchen. Bei einigen Maschinen ist darauf zu achten, daß ein gemeinsamer Drehpunkt zwischen Ellbogen- und Maschinengelenk besteht.

Übung 12 Armstrecken vornübergebeugt
Muskelbeteiligung: **1** dreiköpfiger Armstrecker

vorderen Bein abstützen. Bei empfindlichem unterem Rücken ist es vorteilhaft, auf einer Bank abzuknien bei gleichzeitiger Abstützung mit dem Arm. Der andere Oberarm befindet sich parallel zum Oberkörper und sollte sich während des gesamten Übungsablaufs nicht verändern.

Hantel ohne Schwung nach hinten führen und in der Endphase der Bewegung die Muskeln anspannen, um eine möglichst gute Streckung des Arms zu erreichen. Wegen der Stellung des Arms kommt es bei dieser Übung zu keinerlei Beschwerden im Schultergelenk, und zusätzlich verringern sich schmerzauslösende Drücke im Ellbogenbereich.

Übung 13 Beugestütz an der Bank
Muskelbeteiligung: **1** dreiköpfiger Armstrecker, **2** großer Brustmuskel, **3** vorderer Deltamuskel

Übung 12: Leichte Schrittstellung, Oberkörper nach vorne geneigt, und mit der freien Hand am

Übung 13: Aus dem Beugestütz rücklings mit gestreckten Beinen Gesäß so weit wie möglich senken (ohne jedoch am Boden abzusitzen) und wieder in die Ausgangslage zurückgehen. Sie sollten unbedingt darauf achten, daß die Bank nicht kippen bzw. wegrutschen kann, sonst kann es zu bösartigen Schulterverletzungen kommen. Noch schwerer ist die Übung »Beugestütz zwischen zwei Bänken«, eventuell mit Zusatzlast. Beide Variationen setzen eine gewisse Beweglichkeit und Kraft voraus und sollten erst in einem fortgeschrittenen Stadium durchgeführt werden. Bei schwachen bzw. vorgeschädigten Schultergelenken beide Übungen vermeiden.

Übung 14: Aus dem Stütz bei senkrechtem Oberkörper (bei Vorlage stärkere Beteiligung des Brustmuskels) so weit absenken, bis sich die Oberarme parallel zu den Barrenholmen befinden, und wieder bis zur Streckung nach oben drücken. Diese Übung ist die schwierigste des gesamten Armstreckprogramms, zumal Sie hier fast Ihr gesamtes Körpergewicht überwinden müssen und die Schultergelenke stark belastet werden. Daher ist sie nur für gesunde fortgeschrittene Sportler empfehlenswert.

Übung 15: Je nach Ausführung mit dem Gesicht oder dem Rücken zum Gerät stehen. Hände umfassen im Obergriff die

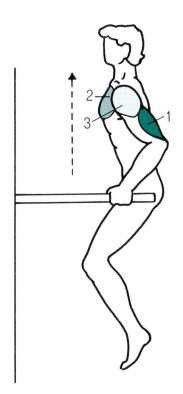

Übung 14 Beugestütz am Barren (Dips)
Muskelbeteiligung: **1** dreiköpfiger Armstrecker, **2** Brustmuskel, **3** vorderer Deltamuskel

Stange, und die Arme werden aus einem ca. 45°-Winkel mit einer nach unten führenden Bewegung so weit wie möglich gestreckt.
Oberkörper und Oberarm sollten dabei gerade bleiben, um die Beteiligung anderer Muskeln am Bewegungsablauf zu vermeiden. Wegen ansonsten günstiger Körperposition kann die Übung auch

bei Rücken- und Schultergelenksbeschwerden durchgeführt werden.

zur Hochstrecke gebracht. Der Oberarm sollte während der Bewegung senkrecht bleiben, um die Trainingswirkung nicht durch den Einsatz von Hilfsmuskeln zu verringern.

Das Armstrecken stehend mit Kurz- bzw. Langhantel ist für Fitneß-Sportler im vorgerückten Alter bzw. bei bestimmten Vorschädigungen nicht mehr ratsam.

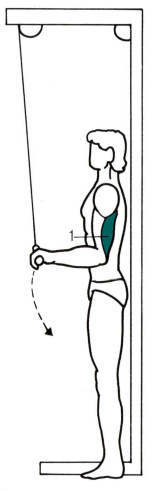

Übung 15 Armstrecken am Zuggerät
Muskelbeteiligung: **1** dreiköpfiger Armstrecker

Übung 16: Aus der einarmigen Hochhalte wird die Hantel hinter dem Kopf abgesenkt und wieder

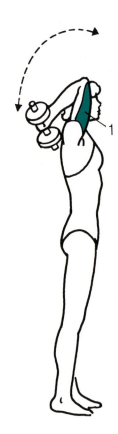

Übung 16 Einarmiges Armstrecken hinter dem Kopf
Muskelbeteiligung: **1** dreiköpfiger Armstrecker

Bei der Aufwärtsbewegung mit mittlerem bzw. schwerem Gewicht nimmt man unbewußt eine Hohlkreuzstellung ein, die Schmerzzustände im Wirbelsäulenbereich auslösen kann. Ferner besteht noch bei einer Überstreckung, verbunden mit einer Außenrotation des Arms, eine Gefahr für das Schultergelenk, vor allem bei Bandschwächen bzw. nach einer Schulterluxation. In diesen Fällen bietet sich als Alternative »Armstrecken liegend mit Kurzhantel« an. Hier werden in der Rückenlage beide Arme aus der Hochhalte bis zum Kopf abgesenkt und wieder gestreckt. Auch hier sollten die Oberarme während des gesamten Übungsablaufs senkrecht bleiben.

Übungen für die Schulter- und Schultergürtelmuskulatur

Übung 17: Kurzhanteln in der Tiefhalte, Schultern so weit wie möglich heben und nach hinten rollen. Dabei sollte versucht werden, die Schulterblätter einander anzunähern. Arme bleiben während der Bewegung weitestgehend gestreckt. Die Übung entwickelt sehr gut die Schultergürtel- und Nackenmuskulatur und ist bei Halswirbelsäulenbeschwerden (nicht bei akuten entzündlichen Prozessen) empfehlenswert. Variation: In der Bauchlage auf einer Schrägbank liegend die gleiche Bewegung durchführen.

4

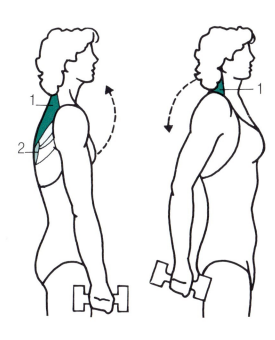

Übung 17
Schulterrollen rückwärts mit Kurzhanteln Muskelbeteiligung: **1** Kapuzenmuskel, **2** Rautenmuskel, **3** Schulterblattheber (nicht im Bild)

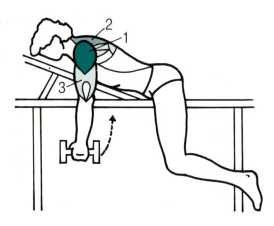

Übung 18 Armheben seitlich in der Bauchlage Muskelbeteiligung: **1** hinterer Anteil des Deltamuskels, **2** mittlerer Anteil des Kapuzenmuskels, **3** dreiköpfiger Armstrecker

Übung 18: In der Bauchlage auf einer Bank (Schräg- oder Flachbank) werden die Arme aus der Tiefhalte seitlich über die Waagerechte gehoben. Die Höhe der Bank muß so gewählt werden, daß bei Beginn der Bewegung die Hanteln bei gestreckten Armen nicht den Boden berühren.

Generell die Übung ohne Schwung durchführen und am Ende der Bewegung Schulterblätter zusammenziehen. Eine hervorragende Übung bei Haltungsschwächen und für Bürotätige, die unter einem nach vorne verlagerten Schultergürtel leiden.

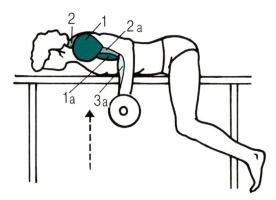

Übung 19 Bankziehen mit Lang- bzw. Kurzhantel
Muskelbeteiligung: **1** hinterer Anteil des Schultermuskels, **2** mittlerer Anteil des Kapuzenmuskels, **3** Rautenmuskel (nicht im Bild), ferner die Armbeuger: **1a** zweiköpfiger Armbeuger, **2a** innerer Armbeuger, **3a** Oberarmspeichenmuskel

Übung 19: In der Bauchlage auf der Bank liegend, Arme in Tiefhalte, Langhantel bis zur Unterkante der Bank ziehen. Anfänger, die mit leichteren Gewichten trainieren, sollten wegen des größeren Bewegungsausschlags die Übung mit Kurzhanteln durchführen. Wie bei Übung 18 muß die Höhe der Bank so gewählt werden, daß bei Beginn der Bewegung die Hanteln nicht den Boden berühren. Um die hintere Schultergürtelmuskulatur optimal zu trainieren, müssen die Ellenbogen leicht ausgestellt und die Hantel Richtung Brust gezogen werden. Variation: Ellenbogen am Körper und die Bewegung in Richtung Hüftgelenk durchführen (stärkere Beteiligung des breitesten Rückenmuskels). Wegen der Auflage des gesamten Oberkörpers und einer damit zusammenhängenden Entlastung der Wirbelsäule sehr empfehlenswert für Sportler mit Rückenbeschwerden.

Übung 20: Füße schulterweit auseinander stellen, Kurzhanteln seitlich mindestens über die Waagerechte heben. Während des Bewegungsablaufs sollten die Fingerspitzen nach unten zeigen (keine Auswärtsdrehung im Ellbogen- oder Schultergelenk). Bei Schulterbeschwerden (Supraspinatussyndrom bzw. nach Schulterluxation) Arme nach vorne drehen bzw. nur bis zur Waagerechten heben. Bei nach vorne

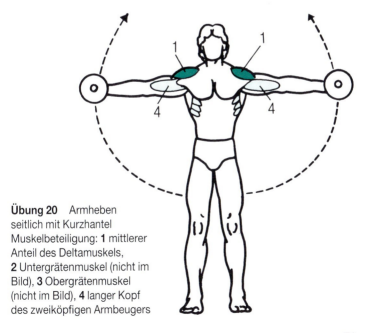

Übung 20 Armheben seitlich mit Kurzhantel Muskelbeteiligung: **1** mittlerer Anteil des Deltamuskels, **2** Untergrätenmuskel (nicht im Bild), **3** Obergrätenmuskel (nicht im Bild), **4** langer Kopf des zweiköpfigen Armbeugers

gedrehten Armen wird mehr der hintere Anteil des Deltamuskels in den Bewegungsablauf mit einbezogen und die Sehne des Obergrätenmuskels weniger belastet. Beim Heben nur bis zur Waagerechten ist das Schultergelenk in noch gesichertem Zustand, und bei einer gewissen Instabilität ist es ratsam, dies zu berücksichtigen. Gefahren für die Sehnen des zweiköpfigen Armbeugers und den Obergrätenmuskel bestehen immer dann, wenn mit zu hohem Gewicht und damit bedingtem Schwung und Auswärtsdrehung trainiert wird.

Übung 21: In der Ausgangsstellung sind ein Arm in der Hochhalte und ein Arm in der Tiefhalte. Abwechselndes Heben und Senken der Arme bei völlig geradem Oberkörper. Sportler mit instabilem Schultergelenk sollten die Übung zunächst nur bis zur Waagerechten durchführen. Die Übung immer stehend durchführen, denn im Sitzen befindet sich das Becken im labilen Gleichgewicht, es trachtet also, nach vorne zu kippen, und die Wirbelsäule ist dabei hyperlordorsiert (starkes Hohlkreuz). Ferner ist beim Sitzen die auf die Zwischenwirbelscheibe wirkende Kraft doppelt so hoch wie beim Stehen.

Übung 22: Der Hauptvorteil beim Maschinentraining liegt in einer gleichmäßigen Belastung über den gesamten Bewegungsaus-

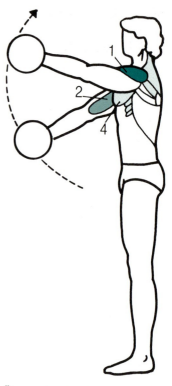

Übung 21 Armheben vor dem Körper mit Kurzhanteln
Muskelbeteiligung: **1** vorderer Anteil des Deltamuskels, **2** kurzer Kopf des zweiköpfigen Armbeugers, **3** Obergrätenmuskel (nicht im Bild), **4** großer Brustmuskel

schlag. Liegend hat man noch den zusätzlichen Vorteil, daß selbst bei einem geringen Ausweichen in die Hohlkreuzlage keine wesentliche Erhöhung der Druckbelastung stattfindet. Im übrigen sollte die Gewichtsbelastung so gewählt werden, daß die Übung korrekt durchgeführt werden kann. Bei instabilem Schultergelenk die Übung nur bis

Übung 22
Armheben vor
dem Körper an
der Trainings-
maschine
Muskelbetei-
ligung: wie
Übung 21

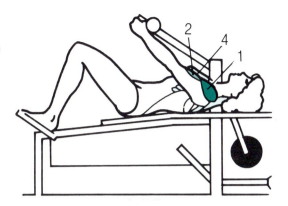

zur Senkrechten ausführen, um die Gefahr einer Schädigung (Auskugeln) zu vermeiden.

Übung 23: Aus der sitzenden oder stehenden Position (bei Rückenproblemen stehend) wird die Hantel hinter dem Kopf nach oben gedrückt. Griffhaltung sollte der Schulterbeweglichkeit entsprechen, im allgemeinen etwas über Schulterbreite. Beim Absenken sollte die Bewegung anfangs nur bis zur Mitte des Kopfes durchgeführt werden, um Reizungen der Supraspinatussehne (Sehne des Obergrätenmuskels) zu vermeiden. Übung langsam

4

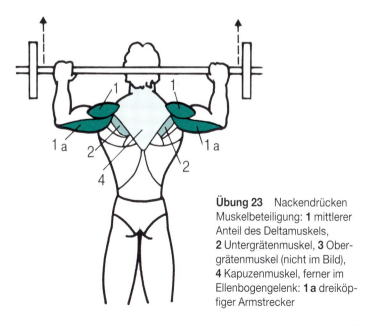

Übung 23 Nackendrücken
Muskelbeteiligung: **1** mittlerer
Anteil des Deltamuskels,
2 Untergrätenmuskel, **3** Obergrätenmuskel (nicht im Bild),
4 Kapuzenmuskel, ferner im
Ellenbogengelenk: **1 a** dreiköpfiger Armstrecker

und kontrolliert ausführen, sonst kommt es in der Endphase der Bewegung zunächst zu einer plötzlichen Entlastung und durch den darauffolgenden ruckartigen Belastungsanstieg zu hohen Drücken. Übung sollte erst im fortgeschrittenen Stadium mit mittlerer Gewichtsbelastung trainiert werden.

Übung 24: Wie bei Übung 23 aus der sitzenden oder stehenden Position Hanteln entweder abwechselnd oder gemeinsam nach oben drücken. In der An-

Übung 24 Kurzhanteldrücken
Muskelbeteiligung: wie bei Übung 23, jedoch über einen größeren Bewegungsspielraum

fangsphase der Bewegung können die Ellenbogen nach vorne zeigen, insofern setzt sie keine so große Schulterbeweglichkeit wie die vorausgegangene Übung voraus. Während der Aufwärtsbewegung Hanteln leicht nach hinten drücken, bis die Ellenbogen vollständig gestreckt sind. Wegen der günstigen Gewichtsabstufungen bei Kurzhanteln ist nach Absolvierung des Grundprogramms auch für Frauen das Kurzhanteldrücken eine empfehlenswerte Schulterübung.

Übung 25: Leichte Grätschstellung, Griffbreite ca. 15 cm Abstand zwischen beiden Händen. Aus der Tiefhalte wird die Hantel bis zur Kinnhöhe gezogen, Ellenbogen sollten dabei nach oben zeigen, um eine stärkere Belastung der Handgelenke zu vermeiden. Bei schmerzhaften bzw. empfindlichen Schultergelenken schulterbreit greifen und Hantel so weit hochziehen, bis die Ellenbogengelenke mit den Schultergelenken auf einer Höhe sind.

Übung 26: Hantel sitzend oder stehend von der Brust nach oben drücken. Die Griffhaltung sollte dabei schulterbreit sein, und während der Übungsausführung muß ein Ausweichen in die Hohlkreuzlage (zu schweres Gewicht) unbedingt vermieden werden, um zu hohe Belastungen im Bereich der Lendenwirbelsäule zu verhindern. Um eine gerade Haltung zu erreichen, sollte während des

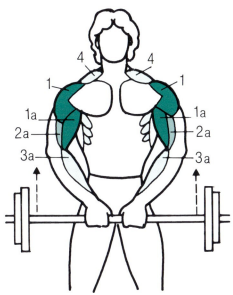

Übung 25 Rudern eng mit Langhantel
Muskelbeteiligung:
1 mittlerer Anteil des Deltamuskels,
2 Untergrätenmuskel (nicht im Bild),
3 Obergrätenmuskel (nicht im Bild),
4 Kapuzenmuskel, ferner die Armbeuger:
1a zweiköpfiger Armbeuger, **2a** innerer Armbeuger, **3a** Oberarmspeichenmuskel

4

Drückens nicht nach der Hantel geschaut werden und ab Stirnhöhe die Hantel schräg nach hinten bewegt und der Kopf etwas nach vorne genommen werden. Übung 26 zählt wie Übung 23 zum Fortgeschrittenenprogramm, und auf sie sollte bei untrainiertem Zustand der Schultermuskulatur, Beschwerden der Wirbelsäule, Schulterluxation, Supraspinatussyndrom und Rotatorenmanschettenerkrankung verzichtet werden.

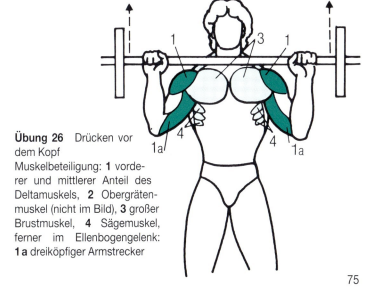

Übung 26 Drücken vor dem Kopf
Muskelbeteiligung: **1** vorderer und mittlerer Anteil des Deltamuskels, **2** Obergrätenmuskel (nicht im Bild), **3** großer Brustmuskel, **4** Sägemuskel, ferner im Ellenbogengelenk: **1a** dreiköpfiger Armstrecker

Übungen richtig ausführen – effektiv trainieren

Übungen für die Brustmuskulatur

Übung 27: Bei der Übungsausführung an der Butterflymaschine ist der Bewegungsausschlag je nach Fabrikat sehr verschieden. Jedoch muß man bei fast allen Maschinen die Arme aus der Außenrotationsstellung zur Körpermitte führen. Das setzt ein stabiles gesundes Schultergelenk voraus. Es ist dann auch eine wertvolle Übung, die Brustmuskulatur ohne erhöhte Druckbelastung im Schulter- und Ellenbogengelenk (z. B. Bankdrücken) optimal aufzubauen. Für Sportler mit nach vorne verlagertem Schultergürtel zunächst ungeeignet, um nicht durch eine Erhöhung des Spannungszustands der Brustmuskulatur die Symptome zu verstärken.

Übung 28: Der Vorteil bei den Überzügen an einer Maschine liegt in einer Belastung über einen größeren Bewegungsausschlag. Während die Übung mit Lang- und Kurzhantel nur bis zur senkrechten Haltung der Arme durchführbar ist, kann man an der Maschine die Bewegung bis zur Bauchdecke ausführen. Bei Rückenbeschwerden ist ein zu großer Bewegungsausschlag sowohl an der Maschine als auch mit Kurz- und Langhantel wegen einer daraus resultierenden Hohlkreuzlage zu vermeiden. Vorsicht ist auch bei instabilem Schultergelenk, besonders bei der Ausführung mit der Kurzhantel, geboten. Ansonsten sprechen die

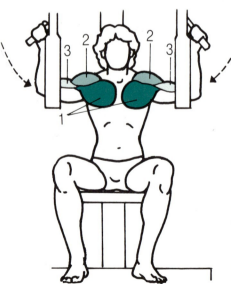

Übung 27 Butterfly
Muskelbeteiligung:
1 großer Brustmuskel,
2 vorderer Anteil des Deltamuskels, **3** kurzer Kopf des zweiköpfigen Armbeugers (hauptsächlich bei gestrecktem Arm)

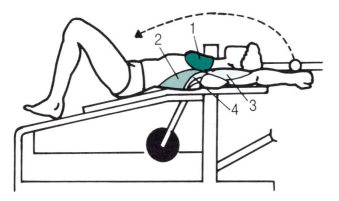

Übung 28 Armsenken vor dem Körper (Überzüge)
Muskelbeteiligung: **1** großer Brustmuskel, **2** breitester Rückenmuskel, **3** langer Kopf des dreiköpfigen Armstreckers (hauptsächlich bei gestrecktem Arm), **4** großer Rundmuskel

einzelnen Übungsausführungen sehr gut bei verschiedenen Formen von Haltungsschwächen bzw. Haltungsschäden an.

Übung 29: Auf der Bank liegend, Arme aus der Hochhalte zur Seite absenken und wieder in die Ausgangslage zurückführen. Wäh-

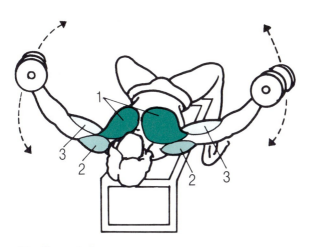

Übung 29 Fliegende Bewegung
Muskelbeteiligung: **1** großer Brustmuskel, **2** vorderer Anteil des Schultermuskels, **3** kurzer Kopf des zweiköpfigen Armbeugers

rend des gesamten Bewegungsablaufs sollten die Arme leicht gebeugt bleiben, um das Ellenbogengelenk nicht zu überlasten. Die Abwärtsbewegung kontrolliert und langsam durchführen, um Reizungen des Sehnen-Bandapparats zu vermeiden. Aus dem gleichen Grund sollte auch das Bewegungsausmaß nur langsam gesteigert werden.

Übung 30: Aus dem Stütz den Körper so weit absenken, bis ein leichtes Ziehen im Bereich der Schulter- und Brustmuskulatur zu verspüren ist, und wieder in die Ausgangsstellung zurückgehen. Noch effektiver wird die Übung für die Brustmuskulatur, wenn der Körper schräg nach hinten abgesenkt wird. Jede Pendelbewegung des Körpers ist wegen erhöhter Verletzungsgefahr zu vermeiden. Der Beugestütz ist eine ausgesprochen schwierige und effektive Übung und wegen ihres Schwierigkeitsgrades nur für Fortgeschrittene empfehlenswert und meist auch dann erst durchführbar.

Übung 30 Beugestütz am Barren (Dips)
Muskelbeteiligung: **1** großer Brustmuskel, **2** dreiköpfiger Armstrecker, **3** vorderer Anteil des Schultermuskels

Übung 31: Auf der Bank liegend Hantel aus der Ablage heben, bis zur Brust absenken und wieder zur Hochstrecke bringen. Die Griffbreite richtet sich nach dem Trainingsziel. Bei einer engeren Griffhaltung werden der vordere Anteil des Schulteranteils und der dreiköpfige Armstrecker stärker beansprucht, bei der breiteren dagegen die Brustmuskulatur. Es ist ratsam, das Bankdrücken mit verschiedenen Griffbreiten durchzuführen, um eine vollständige Entwicklung der Brustmuskulatur zu erreichen.
Niemals das Gewicht schnell absenken und von der Brust federn lassen, um mögliche Verletzung im Schultergelenk zu verhindern. Auch sollte eine zu starke Wölbung des Brustkorbs wegen der daraus resultierenden Hohlkreuzlage vermieden werden. Sie führt zu einer erhöhten Lendenwirbelsäulenbeanspruchung und wird nur bei geübten Kraftdreikämpfern toleriert. Geübte Sportler

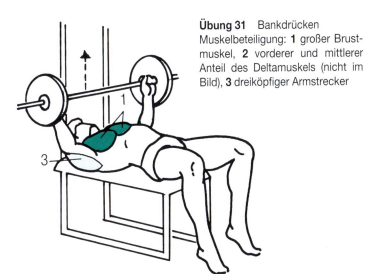

Übung 31 Bankdrücken Muskelbeteiligung: **1** großer Brustmuskel, **2** vorderer und mittlerer Anteil des Deltamuskels (nicht im Bild), **3** dreiköpfiger Armstrecker

können die Beine nach oben ziehen und so mit dem gesamten Rücken aufliegen. Anfänger müssen auf diese Übungsausführung wegen des noch mangelnden Gleichgewichtsgefühls verzichten.

Übung 32: Auf der Schrägbank sitzend die Hantel aus der Ablage heben, bis zur Brust absenken und wieder zur Hochstrecke bringen. Beim Schrägbankdrücken stehend brauchen Sie zwei Trainingspartner, die Ihnen beim Auf-

Übung 32 Schrägbankdrücken Muskelbeteiligung: **1** oberer Anteil des Brustmuskels, **2** vorderer Anteil des Schultermuskels, **3** vorderer Sägemuskel, ferner im Ellenbogengelenk: **1 a** dreiköpfiger Armstrecker

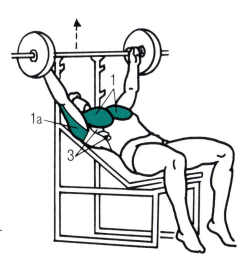

79

und Abnehmen der Hantel helfen. Bei der schulterbreiten Griffhaltung wird in erster Linie der obere Anteil des großen Brustmuskels trainiert, eine größere Griffbreite dagegen beansprucht den unteren Anteil des großen Brustmuskels und den Sägemuskel stärker. Die eingenommene Sitzposition sollte während des gesamten Bewegungsablaufs beibehalten werden. Ein Ausweichen in die Hohlkreuzlage ist äußerst bedenklich, weil hier die Belastung auf die Lendenwirbelsäule noch höher als beim Bankdrücken ist. Wie beim Bankdrücken Gewicht langsam absenken und nicht von

der Brust federnlassen, nur so können Verletzungen des Schultergelenks und Brustbeins vermieden werden.

Übung 33: Je nach Fabrikat, kann die Übung stehend oder liegend durchgeführt werden. Der große Vorteil liegt darin, daß ein Training an der Maschine im Gegensatz zum Bankdrücken keinerlei Gleichgewichtsgefühl voraussetzt und damit eine einseitige Belastung eines Schultergelenks ausschließt. Ein weiterer Vorteil ist darin zu sehen, daß ein größerer Bewegungsspielraum möglich ist und dadurch die Muskeln über eine größere Länge kontrahieren können. Die Bewegung langsam durchführen und nur so weit absenken, bis ein leichtes Spannungsgefühl spürbar ist. Niemals versuchen, über das momentan vorhandene Beweglichkeitsausmaß hinauszugehen. Bei vielen Maschinen muß die Bewegung aus einer großen Vordehnung heraus begonnen werden. Lassen Sie sich bei der ersten Wiederholung und beim Ablegen des Gewichts von einem Trainingspartner helfen, um Überlastungen zu vermeiden.

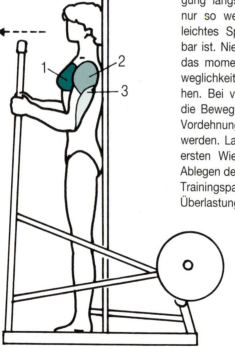

1
2
3

Übung 33 Drücken an der Maschine Muskelbeteiligung: wie bei Übung 31, jedoch über einen größeren Bewegungsspielraum

Übungen für den breiten Rückenmuskel

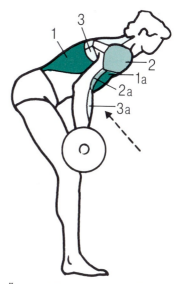

Übung 34: Bank so einstellen, daß die Arme frei schwingen können, ohne den Boden zu berühren. Die Übung kann sowohl auf einer hohen Flachbank als auch auf einer Schrägbank durchgeführt werden. In der Bauchlage auf der Bank liegend werden die Arme aus der Tiefhalte rücklings über die Waagerechte gehoben. Anfangs wird Ihnen am Ende der Bewegung die Übung vermutlich sehr schwerfallen, und deshalb sollte zunächst nur mit leichter Gewichtsbelastung trainiert werden. Die Übung ist wegen der Auflage des Oberkörpers für Sportler mit Rückenproblemen gut geeignet. Nach einer Schulterluxation ist das Armheben rücklings zu empfehlen, um die hintere Schultermuskulatur zu stärken und damit das Schultergelenk zu stabilisieren.

Übung 35 Rudern vornübergebeugt
Muskelbeteiligung: **1** breitester Rückenmuskel, **2** hinterer Anteil des Deltamuskels, **3** großer Rundmuskel ferner die Armbeuger: **1a** zweiköpfiger Armbeuger, **2a** innerer Armbeuger, **3a** Oberarmspeichenmuskel

Übung 35: Füße sind ca. eine Fußlänge auseinander gestellt,

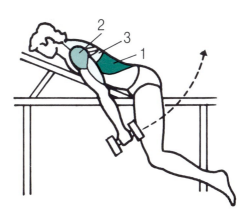

Übung 34 Armheben rücklings
Muskelbeteiligung:
1 breitester Rückenmuskel, **2** hinterer Anteil des Deltamuskels, **3** großer Rundmuskel

Zehenspitzen zeigen nach vorne. Der Oberkörper darf nur so weit nach vorne geneigt werden, so lange ein gerader Rücken gehalten werden kann. Um die Wirbelsäule während der Bewegung gerade halten zu können (ca. 45°), ist es ratsam, während der Bewegung die Beine abzuwinkeln. Während der Übung wird die statische Haltekraft des Rückens und der Beine stark beansprucht, und daher ist die Übung für Anfänger ungeeignet. Sollte ein Anfänger aufgrund einer schlecht ausgebildeten Rückenmuskulatur die Spannung verlieren und in einen Rundrücken fallen, kann es in der Regel durch die plötzlich auftretende Schwerkraft zu Verletzungen kommen.

Übung 36: Mit der Hand und dem Knie auf einer Flachbank abstützen, um den Rücken zu schonen. Bei der sogenannten freien Stellung, bei der sich mit der Hand auf dem Knie abgestützt wird, treten höhere Belastungen des Rückens auf. Aus der Hanglage wird die Hantel schräg nach hinten zum Hüftgelenk gezogen. Bei einem seitlichen Hochziehen wird in erster Linie die Schultergürtelmuskulatur ohne große Einbeziehung des breitesten Rückenmuskels trainiert. Während der gesamten Bewegung ist darauf zu achten, daß der Oberkörper seine ursprüngliche Stellung beibehält, um die Übung nicht abzufälschen. Sportler ohne Rückenprobleme sollten bei der Ab-

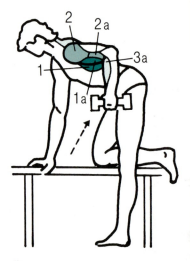

Übung 36 Einarmiges Rudern mit der Kurzhantel
Muskelbeteiligung: wie Übung 35

wärtsbewegung auf eine gute Vordehnung achten, weil hierbei nämlich das Schulterblatt von der Wirbelsäule weggezogen wird. Dadurch wird sowohl der Kapuzen- als auch der Rautenmuskel stärker in den Bewegungsablauf mit einbezogen. Wichtig ist die Erkenntnis, daß nur eine langsame Abwärtsbewegung ein absolut verletzungsfreies Training gewährleistet.

Übung 37: Aus dem Streckhang die Arme so weit beugen, bis die Stange in Augenhöhe ist und wieder absenken. Es gibt viele Griff- und Ausführungsmöglichkeiten, die eine deutliche Verbesserung der Muskelentwicklung bewirken. Die ideale Griffbreite ist von den körperlichen Voraussetzungen des Sportlers (z. B. Hebelverhältnisse, Gelenkbeweglichkeit, Körpergewicht usw.) abhängig. Bei engem Griff wird die Bewegungsamplitude wesentlich größer, und damit wird der breiteste Rückenmuskel auf der gesamten Länge trainiert. Der enge Griff ist bei einer Stagnation in der Muskelentwicklung bzw.

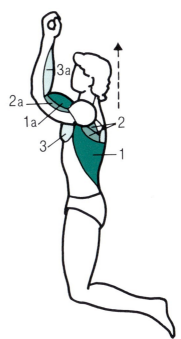

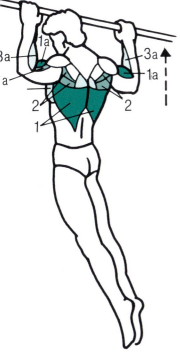

Übung 37 Klimmzüge (Obergriff bzw. Ristgriff)
Muskelbeteiligung: **1** breitester Rückenmuskel, **2** großer und kleiner Rundmuskel, **3** unterer Anteil des Brustmuskels ferner die Armbeuger: **1a** zweiköpfiger Armbeuger, **2a** innerer Armbeuger, **3a** Oberarmspeichenmuskel

Übung 38 Klimmzüge (Untergriff bzw. Kammgriff)
Muskelbeteiligung: gleiche Muskulatur wie bei Übung 37, jedoch sind mehrere Wiederholungen wegen eines besseren Arbeitswinkels des zweiköpfigen Armbeugers (voll entrollte Sehne) möglich

nach einer überstandenen Schulterluxation vorzuziehen. Bei einer breiten Griffhaltung kommt es nämlich zu einer stärkeren Außenrotationsstellung und damit zu einer Verringerung der Schultergelenkssicherung.

Übung 38: Aus dem Streckhang, Griffbreite ca. schulterbreit, Arme so weit beugen, bis die Stange in Augenhöhe ist. Beim Absenken auf eine langsame Bewegung achten, um die Sehnen der Schulter- und Ellenbogengelenke nicht unnötig zu reizen. Besonders wichtig ist die langsame Abwärtsbewegung für junge Sportler mit einem Morbus Scheuermann sowie bei sonstigen Haltungs- und Bandscheibenschäden. Da im Untergriff mehr Klimmzüge möglich sind, ist er für Anfänger die geeignetere Griffhaltung, es sei denn, sie wären im Schulter- und Ellenbogengelenkbereich völlig unbeweglich. Bedingt durch diese Unbeweglichkeit, kann es zu Schmerzzuständen kommen.

Übung 39: Je nach Fabrikat, wird die Übung sitzend oder kniend in der gewünschten Griffhaltung durchgeführt. Oberkörper während der gesamten Übungsausführung gerade halten und die Stange aus einer völlig gestreckten Haltung der Arme so weit herunterziehen, bis die Stange den Nacken berührt. Die Ellenbogen sollten während des gesamten Bewegungsablaufs nach außen zeigen, um die oben angesprochenen Muskeln optimal zu trainieren. Variation: Oberkörper etwas zurücklegen, um die Muskeln aus einem anderen Winkel zu beanspruchen. Wegen der dabei stärkeren Hyperlordosierung (Hohlkreuz) sollte bei Haltungs- bzw. Bandscheibenschäden auf diese Übung verzichtet werden. Nach einer Schulterluxation gilt das gleiche wie bei Übung 37.

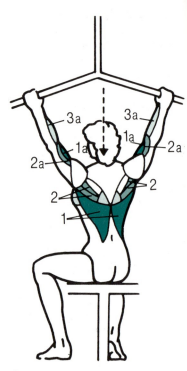

Übung 39 Ziehen an der Lat-Maschine (senkrecht)
Muskelbeteiligung: wie Übung 37

Übung 40: Aus der sitzenden Stellung, Beine leicht gebeugt, Arme aus der gestreckten Haltung so weit beugen, bis die Fäuste die Bauchdecke berühren. Langsam wieder in die Anfangsposition zurückgehen, evtl. dabei den Oberkörper leicht nach vorne neigen, um den breitesten Rückenmuskel besser vorzudehnen (bei Rückenbeschwerden Oberkörper senkrecht halten). Während des gesamten Bewegungsablaufs darauf achten, daß die Ellenbogen nach unten zei-

Übung 40 Ziehen an der Lat-Maschine (waagerecht) Muskelbeteiligung:
1 breitester Rückenmuskel,
2 großer Rundmuskel,
3 hinterer Anteil des Schultermuskels
ferner die Armbeuger:
1 a zweiköpfiger Armbeuger,
2 a innerer Armbeuger,
3 a Oberarmspeichenmuskel (Armbeuger nicht im Bild)

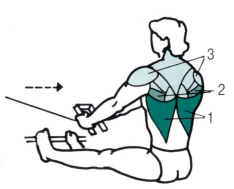

gen und dicht am Körper vorbei geführt werden. Bei nach außen gestellten Ellenbogen wird in erster Linie die Schultergürtelmuskulatur trainiert; um dies zu vermeiden, ist es ratsam, die Übung mit einem V-förmigen Griff durchzuführen.

Übungen für die Bauchmuskulatur

Übung 41: Bei der Übung mit Gegenhalt werden die Beine abgewinkelt und in die Sprossenwand eingehängt. Durch die Abwinklung im Hüft- und Kniegelenk werden im Gegensatz zu den bei Rumpfbeugen mit gestreckten Beinen beteiligten Oberschenkelmuskeln und der Lendendarmbeinmuskel weitgehend außer Kraft gesetzt. Dies gilt allerdings nur für das erste Drittel der Bewegung. Danach greift wieder der Lendendarmbeinmuskel in die Bewegung ein. Demnach ist es günstiger zu bewerten, die Übung ohne Gegenhalt auszuführen und die Fersen fest auf eine Unterlage anzupressen (Stuhl oder Bank). Jetzt ist nur noch eine geringe Bewegung möglich, und zwar so weit, wie die

4

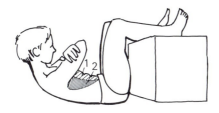

Übung 41 Rumpfbeugen mit abgebeugten Beinen (mit und ohne Gegenhalt)
Muskelbeteiligung: **1** gerader Bauchmuskel, **2** äußerer schräger Bauchmuskel, **3** innerer schräger Bauchmuskel, **4** Lendendarmbeinmuskel (letzte ⅔ der Bewegung/nicht im Bild)

Bauchmuskulatur dazu in der Lage ist. Der Lendendarmbeinmuskel kann wegen des fehlenden Gegenhalts nicht in den Bewegungsablauf eingreifen. Der geringe Bewegungsausschlag reicht dennoch völlig für die Entwicklung der oberen Bauchmuskulatur aus. Die Übung ohne Gegenhalt durchgeführt ist hervorragend geeignet, die Mittelpartie zu trainieren, ohne den Rücken zu belasten. Damit wird sie für jeden Anfänger zu einem festen Bestandteil seines Trainings und sollte in keinem Grundtrainingsplan fehlen.

Übung 42: Die Übung kann sowohl an der Bauchmuskelstation als auch an der Sprossenwand bzw. Klimmzugstange durchgeführt werden. Anfänger sollten sie zunächst einmal mit angebeugten Beinen ausführen, um die Beteiligung des Lendendarmbeinmuskels zu verringern. Beim Beinheben hat er die stärkste Beteiligung, allerdings ist es nicht so problematisch wie bei Übung 44, da die Wirbelsäule gleichzeitig auf Zug beansprucht wird. Bei der Ausführung an der Bauchmuskelstation und der Klimmzugstange darauf achten, daß die Übung weder aus der Überstreckung noch mit Schwung durchgeführt wird. Beinheben in jeder Form sind als klassische Übungen für die Entwicklung der unteren Bauchmuskulatur bekannt und damit auch sehr geeignet für Anfänger.

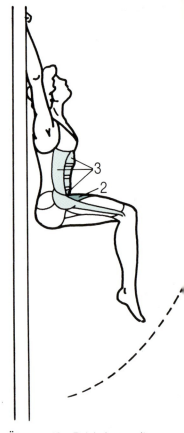

Übung 42 Beinheben mit gebeugten Beinen
Muskelbeteiligung: **1** Lendendarmbeinmuskel (nicht im Bild), **2** gerader Schenkelstrecker, **3** gerader Bauchmuskel, ferner innerer (nicht im Bild) und äußerer schräger Bauchmuskel

Übung 43: Mit dem Rücken auf der Schrägbank liegend, Beine so weit abgewinkelt, daß die Fußsohlen die Bank berühren. Mit den Händen an der Sprossenwand festhalten und Beine so weit wie möglich heben und wie-

Übung 43 Beinheben am Schrägbrett Muskelbeteiligung: wie Übung 42, jedoch aus einem anderen Winkelbereich

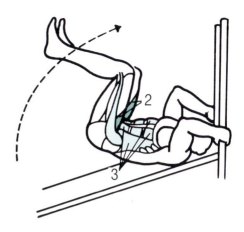

der in die Ausgangslage absenken. Wichtig ist es, in der Endphase der Bewegung das Gesäß von der Bank abzuheben. Dadurch tritt eine Flexion (Beugung) der Wirbelsäule ein, und die Bauchmuskulatur wird stärker gefordert. Mit gestreckten Beinen kann die Übung erst in einem gut trainierten Zustand durchgeführt werden. Ein kleiner Test kann Ihnen Auskunft geben, ob Sie die Übung auch mit gestreckten Beinen bedenkenlos durchführen können. Ausgangslage: Auf dem Rücken liegen, Arme vor der Brust verschränkt und die geschlossenen Beine senkrecht nach oben halten. Aus dieser Lage Beine langsam absenken, bis die Fersen fast den Boden berühren. Wenn Sie die Übung ausführen können, ohne stärker in die Hohlkreuzlage gezogen zu werden, reicht die Kraft der Bauchmuskeln aus, dem Zug der Hüftbeuger entgegenzuwirken.

Übung 44: Bei dieser Übung wird ein Bein abgewinkelt und das andere über Kreuz auf dem Oberschenkel abgelegt. Ein Arm befindet sich gestreckt und rechtwinklig zum Körper am Boden, der andere Arm ist abgewinkelt, und die Hand befindet sich hinter dem Kopf. Bei der Übungsausführung wird der Ellenbogen des abgewinkelten Armes in Richtung Knie des gekreuzten Beines geführt. Durch die Drehbewegung des Oberkörpers wird in erster Linie die innere u. äußere schräge Bauchmuskulatur trainiert. Übung mit maximal möglichem Bewegungsausschlag durchführen, ohne daß sich dabei Knie und Ellenbogen berühren müssen. Mit der Hand nicht am Kopf ziehen, um mögliche Schäden an der Halswirbelsäule zu vermeiden. Für Fortgeschrittene bietet sich die schwierigere Alternative mit beiden hinter dem Kopf verschränkten Armen an. Auf eine

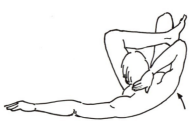

Übung 44   Rumpfbeugen mit abgebeugten Beinen und Drehung
Muskelbeteiligung: **1** äußerer schräger Bauchmuskel, **2** innerer schräger Bauchmuskel, **3** gerader Bauchmuskel

der beiden Übungen kann weder bei Stabilisierung der Wirbelsäule noch bei Formung der Taille verzichtet werden.

Übung 45: Die Übung kann sowohl mit gestreckten als auch abgebeugten Beinen durchgeführt werden. Für Anfänger ist die Variation mit abgebeugten Beinen geeigneter. Bei dieser Ausführung werden die Arme seitwärts am Boden abgelegt, Knie und Hüftgelenke rechtwinklig gebeugt und Beine sind leicht geöffnet. Abwechselnd Beine nach rechts und links am Boden ablegen. Je größer der Abstand zwischen beiden Knien, um so geringer der Bewegungsausschlag. Besonders Anfänger und Menschen mit Rückenbeschwerden sollten vorsichtig beginnen, um die Grenze der natürlichen Beweglichkeit nicht zu überschreiten. Im Fortgeschrittenen-

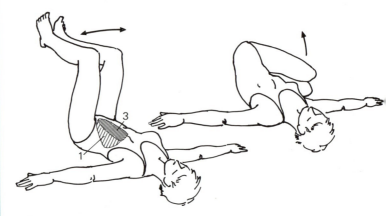

Übung 45   Rumpfdrehen in der Rückenlage (Scheibenwischer)
Muskelbeteiligung: **1** äußerer schräger Bauchmuskel, **2** innerer schräger Bauchmuskel, **3** gerader Bauchmuskel

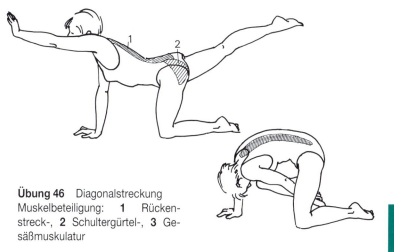

Übung 46 Diagonalstreckung
Muskelbeteiligung: **1** Rücken-
streck-, **2** Schultergürtel-, **3** Gesäßmuskulatur

stadium können die Beine dann geschlossen werden. Die Übung mit gestreckten Beinen darf nur bei gutem Trainingszustand durchgeführt werden.

Übung 46: Viele Rückenübungen trainieren in erster Linie den äußeren Strang der Rückenmus-kulatur, der vorwiegend aus lan-gen Muskelzügen besteht. Der innere Strang besteht mehr aus kurzgliedrigen Muskelketten und wird durch die Diagonal-streckung gut angesprochen. Bei der Diagonalstreckung werden aus der Bankstellung langsam der linke Arm und das rechte Bein bis zur Waagerechten ange-hoben, und der Blick ist dabei zum Boden gerichtet. Jetzt Knie und Arm anziehen, bis sie sich unter dem Körper berühren. Nach Abschluß einer Serie die andere Körperseite trainieren. Gerade die Diagonalstreckung

gilt als Klassiker unter den Übun-gen zur Vermeidung bzw. Besei-tigung von Rückenbeschwerden.

Übungen für die Rückenmuskulatur

Übung 47: Es sollte darauf ge-achtet werden, daß während des gesamten Bewegungsablaufs der Beckengürtel vollständig auf der Unterlage aufliegt. Die Übung sollte mit einer weichen runden, vom Kopf ausgehenden Bewe-gung eingeleitet werden, und der Oberkörper darf so weit wie möglich gebeugt werden, um die Muskeln vorzudehnen. Durch die Aufwärtsbewegung wird der Oberkörper Wirbel um Wirbel langsam aufgerollt, um auch die tiefliegenden Muskeln zu erfas-sen. Die Höhe der Bewegung, ob sie bis oder über die Waagerech-te hinausgehen darf, hängt von der Form Ihres Rückens ab. Bei

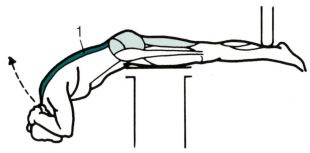

Übung 47 Rumpfaufrichten mit fixiertem Becken (Hyperextensionen)
Muskelbeteiligung: **1** innerer und äußerer Strang der Rückenmuskulatur, jedoch ohne große Unterstützung der Gesäß- und Beinbeugemuskulatur (ischiocrurale Muskulatur)

einem Flachrücken darf z. B. 20–30° über die Waagerechte hinausgegangen werden, was bei einem Hohl- oder Hohlrundrücken vermieden werden sollte. Bei einer Ausführung, bei der das Becken nicht fixiert ist, übernehmen die Gesäß- und ischiocruralen Muskeln die dominierende Rolle. Wenn jetzt noch die Bewegung ruckartig ausgeführt wird und stark über die Horizontale hinausgeht, kann es einerseits zu Verletzungen kommen und andererseits einen Hohlrücken hervorrufen. Durch eine überwiegend gerade Haltung des Rückgrats wird zudem fast ausschließlich der untere Teil der Rückenmuskulatur trainiert, im Gegensatz zur Übungsausführung mit fixiertem Becken.

Übung 48: Leider halten die meisten Maschinen nicht das, was sie versprechen. Das liegt in erster Linie daran, daß während der Übung keine Streckung der Wirbelsäule stattfindet und somit die Rückenmuskulatur nur statisch trainiert wird. Allerdings ist die Übung für alle Menschen, die schwer heben müssen und unter Rückenbeschwerden leiden, ideal, die Haltemuskulatur in den für die Arbeit geforderten Trainingszustand zu bringen. Bei der abgebildeten Trainingsmaschine wird durch die Untersetzung im Getriebe (bei allen Synchrontrainingsmaschinen) eine gleichmäßige Belastung in allen Winkelbereichen wirksam. Dadurch haben wir die Möglichkeit, mit einer Übung alle Muskeln des Rückens ohne große Gefährdung der Bandscheiben zu trainieren. Die Belastung für die Bandscheibe ist zwar etwas höher als bei Übung 46, jedoch bei weitem nicht so hoch wie bei der folgenden Übung.
Bei Rückenbeschwerden zunächst nur ⅓ der Bewegung durchführen, bis die Muskulatur ausreichend gekräftigt ist.

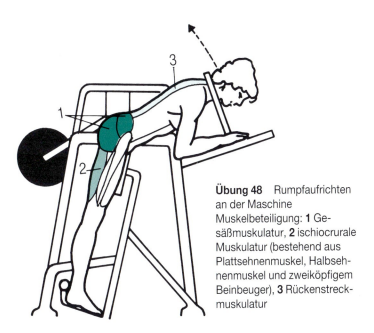

Übung 48 Rumpfaufrichten an der Maschine
Muskelbeteiligung: **1** Gesäßmuskulatur, **2** ischiocrurale Muskulatur (bestehend aus Plattsehnenmuskel, Halbsehnenmuskel und zweiköpfigem Beinbeuger), **3** Rückenstreckmuskulatur

Übung 49: Bei dieser Übung sollte man sich zunächst einmal gerade hinstellen und die Knie leicht abwinkeln. Der Körper wird jetzt nach vorne abgebeugt, dabei die Hantel dicht am Oberschenkel führen, bis eine waagerechte Stellung erreicht ist. Danach wieder die Ausgangsstellung einnehmen. Die Abwinkelung in den Knien während des gesamten Bewegungsablaufs ist deshalb so wichtig, weil Sie sonst kaum den

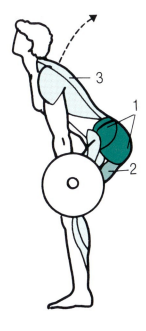

Übung 49 Rumpfaufrichten mit der Langhantel
Muskelbeteiligung: wie bei Übung 47, jedoch in einem anderen Verhältnis. Zusätzlich müssen zahlreiche Arm- und Schultermuskeln durch das Halten der Hantel mitarbeiten

Rücken bis zur Erreichung der waagerechten Position flach halten können. Sollten keine Maschinen vorhanden sein, ist diese Übung durchaus geeignet, eine leistungsfähige Rückenmuskulatur aufzubauen, allerdings muß dann die technische Ausführung äußerst korrekt sein. Die größte Gefahr liegt in einer schlechten Bewegungsvorstellung vieler Sportler und der damit verbundenen unkorrekten Durchführung dieser anspruchsvollen Übung. Bei leicht vorgeschädigtem Rücken sollte anfangs diese Übung gänzlich vermieden werden. Anfänger sollten zunächst mit Übung 46 und Übung 47 ihren Rücken aufbauen, bevor sie die Übung Rumpfaufrichten mit der Langhantel ausführen.

Übungen für die Hüftgelenksmuskulatur

Übung 50: Bei der Übungsausführung an der abgebildeten Maschine ist auf einen gemeinsamen Drehpunkt von Hüftgelenk

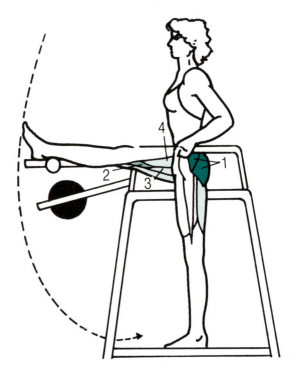

Übung 50 Beinsenken an der Trainingsmaschine
Muskelbeteiligung: **1** Gesäßmuskulatur (großer, mittlerer und kleiner Gesäßmuskel), **2** Plattsehnenmuskel, **3** Halbsehnenmuskel, **4** großer Schenkelanzieher

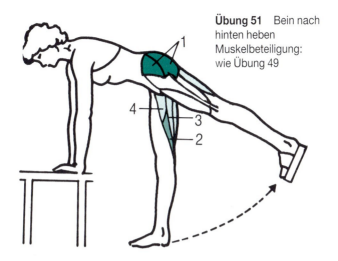

Übung 51 Bein nach hinten heben
Muskelbeteiligung: wie Übung 49

und Maschinengelenk zu achten. Anfänglich keinen zu großen Bewegungsausschlag wählen, um eine mögliche Zerrung der ischiocruralen Muskulatur zu vermeiden. Langsam das Bein senken und nur so weit zurückführen, daß eine Hohlkreuzlage vermieden wird. Obwohl die Übung für die Entwicklung der Hüftmuskulatur gedacht ist, wird sie auch für die Entwicklung der Beinbeugemuskulatur eingesetzt. Bei der Rehabilitation benutzt man sie häufig bei noch bestehender Bewegungseinschränkung des Kniegelenks. Man kann so die Beinbeugemuskulatur schon kurz nach einer Verletzung trainieren, ohne das Kniegelenk übermäßig zu belasten, nur sollte auch möglichst das Polster über den Kniegelenksspalt einstellbar sein. Beinsenken ist für alle Anfänger eine der wertvollsten Übungen, besonders bei Neigung zu einem schmerzhaften Rücken. Bei Menschen mit Rückenbeschwerden ist häufig ein schlechter Trainingszustand der Gesäßmuskulatur feststellbar. Besonders gut wird die Gesäßmuskulatur bei abgebeugtem Bein trainiert, weil dabei die ischiocrurale Muskulatur entspannt und weniger an dem Bewegungsablauf beteiligt ist.

Übung 51: Mit den Handflächen auf der Sitzfläche eines Stuhls bzw. einer Flachbank abstützen. Bein mit dem Eisenschuh ohne Beschleunigung nach hinten heben, ohne ins Hohlkreuz zu gehen, und wieder langsam absenken. Das Standbein sollte erhöht sein, um einen vollen reibungslosen Bewegungsausschlag zu gewährleisten.

Das Beinheben nach hinten ist eine hervorragende Übung für jedes Grundtrainingsprogramm und für Anfänger besonders empfehlenswert.

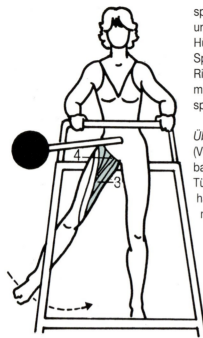

spätere Komplexbewegungen und stabilisiert den gesamten Hüftgelenksbereich. Ballspiel-Sportler oder all jene, die häufig Richtungswechsel vornehmen müssen, sollten verstärkt Beinanspreizen durchführen.

Übung 53: Fahrradschlauch (Ventil entfernen) oder Deuserband an der Sprossenwand oder Türklinke befestigen und Fuß einhängen. Bei Bandschäden Gummizug oberhalb des Kniegelenks befestigen. Wegen des Gleichgewichts an einer Stuhllehne abstützen und den Fuß zur Körpermitte ziehen.

Übung 52 Beinanspreizen an der Trainingsmaschine
Muskelbeteiligung: **1** großer Schenkelanzieher (nicht im Bild), **2** großer Gesäßmuskel (nicht im Bild), **3** langer Schenkelanzieher, **4** kurzer Schenkelanzieher

Übung 52: Auch beim Beinanspreizen wie bei Übung 49 auf einen gemeinsamen Drehpunkt achten. Bei der Bewegung sollten die Zehen leicht nach innen zeigen, um auch die Adduktoren optimal zu trainieren. Bei Bandschäden im Kniegelenk sollte sich das Polster oberhalb des Kniegelenkspalts befinden, um den Bandapparat nicht zusätzlich zu belasten. Die Übung ist für Anfänger eine gute Vorbereitung für

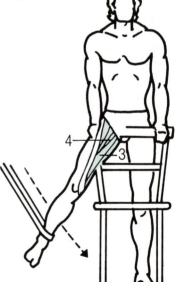

Übung 53 Beinanspreizen mit Fahrradschlauch oder Deuserband
Muskelbeteiligung: wie Übung 51

Standbein sollte erhöht stehen, um einen reibungslosen Bewegungsablauf zu gewährleisten. Wie wichtig Übung 51 bzw. 52 sind, zeigt folgendes Beispiel: Eine Schwäche der Schenkelanzieher ist für eine Senkung des Beckens auf der gleichen Seite verantwortlich.

Übung 54: Auch bei dieser Übung ist auf einen gemeinsamen Drehpunkt zu achten. Während der Bewegung sollte die Fußspitze nach innen zeigen, um auch wirklich die gewünschten Muskeln zu trainieren. Die Muskeln, die das Bein abspreizen, auch als Abduktoren bezeichnet, sind etwa um die Hälfte schwächer als die Adduktoren. Beim Abspreizen sollte deshalb das Gewicht verringert werden, um eine Ausweichbewegung des Oberkörpers zu verhindern. Das Gewicht sollte so gewählt sein, daß eine Abspreizbewegung bis ca. 45° mit geradem Oberkörper möglich ist. Eine wirkungsvolle Übung, die in keinem Anfängerprogramm fehlen sollte und auch für alle Ballspiel-Sportarten von Bedeutung ist. Nach Verletzungen des Kniegelenks Polster oberhalb des Kniegelenkspalts anlegen, um unnötige Belastungen des Bandapparats zu vermeiden.

4

Übung 54 Beinabspreizen an der Maschine Muskelbeteiligung: **1** mittlerer Gesäßmuskel, **2** gerader Schenkelstrecker, **3** großer Gesäßmuskel (nicht im Bild)

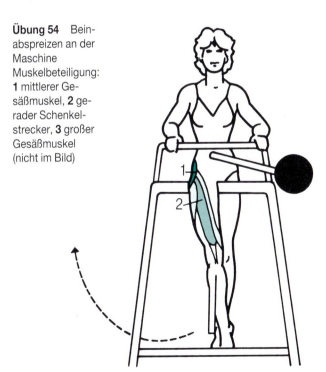

Übung 55 Beinabspreizen
mit Eisenschuh
Muskelbeteiligung: wie Übung 53

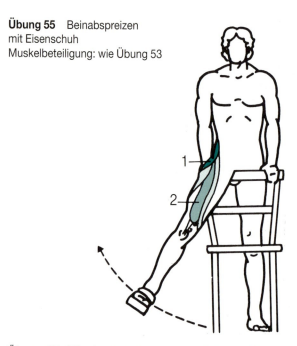

Übung 55: Mit den Händen an der Sprossenwand oder Stuhllehne abstützen. Bein bis etwa 45° abspreizen, dabei zeigt die Fußspitze leicht nach innen, und der Oberkörper bleibt aufrecht. Für Anfänger reicht es zunächst aus, die Übung ohne Belastung (Eisenschuh) auszuführen und dennoch eine gute Trainingswirkung zu erzielen. Jede schwungvolle Bewegung muß vermieden werden, um die beteiligten Muskeln auch wirklich über die volle Länge zu trainieren. Eine hervorragende Übung, Hüftgelenksproblemen vorzubeugen, und dadurch für alle Anfänger äußerst gut geeignet.

Übung 56: Je nach Fabrikat Bein aus der Überstreckung nach vorne heben und dabei auf einen gemeinsamen Drehpunkt von Hüft- und Maschinengelenk achten. Die Übung kann auch mit dem Eisenschuh durchgeführt werden, nur sollte man sich dabei wegen des Gleichgewichts mit den Händen nach hinten auf einer Stuhllehne abstützen. Im allgemeinen wird der Lendendarmbeinmuskel durch andere Übungen so häufig beansprucht (Laufen, Gehen, Springen), daß die Übung 55 überflüssig ist; sein Spannungs- und Trainingszustand hat zudem eine Auswirkung auf die Kurve der Lendenwirbelsäule. Bei einer beidseitigen Abschwächung kommt es zu einer Abflachung der Kurve, während ein zu hoher Spannungszustand für eine zu starke Ausprägung verantwort-

Übung 56 Bein nach vorne heben (Maschine oder Eisenschuh) Muskelbeteiligung: **1** Lendendarmbeinmuskel (nicht im Bild), **2** gerader Schenkelstrecker, **3** Schneidermuskel

lich sein kann. Für Anfänger meist eine überflüssige Übung, dagegen durchaus für Sprinter und Mittelstreckler in der Vorbereitungsperiode geeignet.

Übungen für die Oberschenkelmuskulatur

Übung 57: Leider ist bei den meisten Maschinen die Startposition nicht frei wählbar, denn am besten ist eine Startposition, wenn Ober- und Unterschenkel einen Winkel von 90° bilden. Bei kleinerem Winkel und evtl. noch zu schwerem Gewicht kommt es bei einem plötzlichen Start zu hohen Anpreßdrücken auf die Rückseite der Kniescheibe, und das kann mit der Zeit zu chronischen Schäden führen. Aus dieser Aussage läßt sich auch ableiten, daß besonders die Abwärtsbewe-

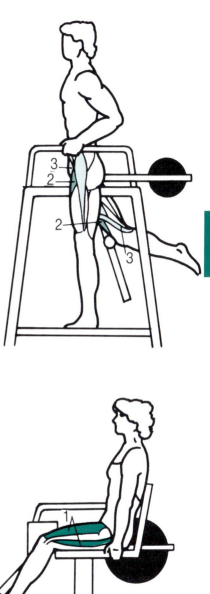

Übung 57 Beinstrecken an der Maschine
Muskelbeteiligung:
1 vierköpfiger Beinstrecker (bestehend aus geradem, innerem, äußerem und mittlerem Schenkelstrecker)

97

gung langsam und kontrolliert durchgeführt werden und bei bestehenden Schäden nicht unter einen 90°-Winkel abgesenkt werden sollte. Der Oberkörper soll während der Bewegung aufrecht bzw. leicht zurückgeneigt sein. Je weiter der Oberkörper zurückgelegt wird, um so stärker ist die Beteiligung des geraden Schenkelstreckers. Für den inneren, äußeren und mittleren Schenkelstrecker ist die Körperposition von zweitrangiger Bedeutung, da sie als eingelenkige Muskeln auf jeden Fall bei der Beinstreckung trainiert werden. Der Entwicklung des mittleren Beinstreckers sollte größte Aufmerksamkeit gewidmet werden, weil dieser Muskel einem Abrutschen der Kniescheibe nach außen entgegenwirkt. Häufig leiden Frauen unter der Verlagerung der Kniescheibe nach außen (siehe auch 7.3). Sie wären gut beraten, an der Beinmaschine mit verschiedenen Fußstellungen über den vollen Bewegungsablauf zu trainieren. Unter den verschiedenen Fußstellungen versteht man ein Heben des Fußrandes nach innen bzw. außen. So ist in jedem Fall gewährleistet, daß alle Muskelköpfe gleichmäßig beansprucht werden. Natürlich kann die Übung auch mit einem Eisenschuh auf einem Stuhl sitzend durchgeführt werden.

Übung 58: Bei den meisten Maschinen muß man die Übung auf dem Bauch liegend ausführen. Bei mittleren bis schweren Gewichten beugt man automatisch im Hüftgelenk, denn dadurch werden die zweigelenkigen Beinbeugemuskeln stärker vorgedehnt und erreichen eine größere Leistung. Die Kippung des

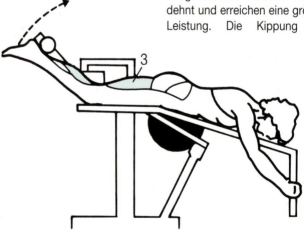

Übung 58 Beinbeugen an der Maschine
Muskelbeteiligung: **1** Plattsehnenmuskel (nicht im Bild), **2** Halbsehnenmuskel (nicht im Bild), **3** zweiköpfiger Beinbeuger

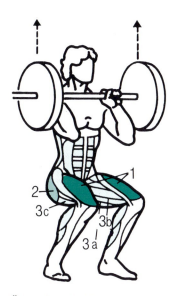

Übung 59 Kniebeugen vorne
Muskelbeteiligung: **1** vierköpfiger
Beinstrecker, **2** Gesäßmuskulatur,
3 ischiocrurale Muskulatur (bestehend aus **3a** Plattsehnenmuskel,
3b Halbsehnenmuskel und **3c**
zweiköpfigem Beinbeuger). Stabilisierend wirken noch Bauch- und
Rückenmuskulatur mit

Beckens führt zu einer starken
Hohlkreuzlage und erhöhter Belastung der Bandscheiben. Auf
einer flachen Bank ist die Gefahr
wesentlich größer als auf einer
abgewinkelten, bei der das Hüftgelenk schon von vornherein gebeugt und die Beugemuskulatur
vorgedehnt ist. Bei der Stabilisation des Kniegelenks spielt die
Beinbeugemuskulatur als Gegenspieler der Beinstreckmuskulatur
eine bedeutsame Rolle.
Besonders wichtig ist ihre Stärkung bei Kreuzbandverletzungen,

um ein Schubladenknie zu vermeiden. Beim Absenken ist eine
zu schnelle Bewegung und Überstreckung wegen möglicher Verletzungen der Kniegelenkssehnen zu vermeiden. Sollten Sie
nicht in einem Studio trainieren,
können Sie die Übung auch stehend mit einem Eisenschuh ausführen, nur soll dabei das Standbein durch eine Unterlage (Buch,
Brett) erhöht sein, um das belastete Bein frei bewegen zu können. Fast ohne jede Einschränkung für Anfänger sehr geeignet.

Übung 59: Bei der Kniebeuge
vorne liegt die Hantel auf dem
vorderen Deltamuskel, und die
Ellenbogen sollten während des
gesamten Bewegungsablaufs
nach oben gedrückt werden, ansonsten können zu hohe Drücke
für die Ellenbogengelenke auftreten. Bei fehlender Beweglichkeit
im Handgelenksbereich wird die
Hantel auf dem vorderen Deltamuskel abgelegt, und die Arme
werden vor dem Körper gekreuzt,
so daß die linke Hand auf der
rechten Schulter und die rechte
Hand auf der linken Schulter
liegt. Um ein Herunterrollen der
Hantel zu vermeiden, müssen
auch bei dieser Übungsausführung die Ellenbogen nach
oben gedrückt und der Oberkörper senkrecht gehalten werden.
Die Fußstellung ist etwa schulterbreit, dabei zeigen die Fußspitzen
nach vorne bzw. leicht nach
außen. Unabhängig von der Fußstellung sollte immer darauf ge-

4

achtet werden, daß sich die Knie in einer Linie mit den Fußspitzen befinden.

Ein Ausweichen während des Aufstehens nach innen deutet auf ein zu schweres Trainingsgewicht hin und führt zu einer erhöhten einseitigen Belastung der Kniegelenke. Wie tief die Kniebeuge durchgeführt werden soll, hängt von Beweglichkeit, Alter und Beherrschung der Technik ab (siehe Übung 59). Kniebeugen vorne setzen eine große Beweglichkeit voraus, schonen dafür aber am meisten den Rücken und die Kniegelenke.

Übung 60: Leichte Seitgrätschstellung, Zehen zeigen nach vorne bzw. leicht nach außen, Hantel im Nacken abgelegt. Griffbreite sollte etwas über schulterbreit sein, um Schmerzen im Ellenbogenbereich zu verhindern. Ein strittiger Punkt ist die Tiefe bei der Ausführung der Kniebeuge. Während einerseits oft vor einer Quetschung des hinteren Horns des Meniskus und eines erhöhten Retropatelladrucks gewarnt wird, weist man andererseits mit Berechtigung auf die geringen Verletzungen der Gewichtheber trotz der tiefen Hocketechnik hin. Man kann es damit erklären, daß langjährige Anpassungsprozesse und die korrekte Ausführung den Gewichthebern ermöglichen, tiefe Kniebeugen verletzungsfrei durchzuführen. Für die Kniebeuge sollten folgende Ratschläge berücksichtigt werden:

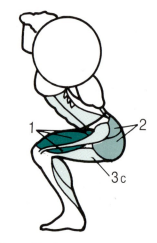

Übung 60 Kniebeugen hinten
Muskelbeteiligung: wie Übung 58

1. Zunächst mit leichtem Gewicht die Technik erlernen.
2. Nur so weit in die Hocke gehen, so lange Sie ein sicheres Gefühl für die Bewegung haben.
3. Komplexe bzw. mehrgelenkige Übungen, wie die Kniebeuge, erst nach entsprechendem Vorbereitungstraining durchführen.
4. Je höher das Lebensalter ist, um so weniger sollte eine tiefe Kniebeuge angestrebt werden. Eine Ausführung bis zur Waagerechten reicht für eine gute Entwicklung des vierköpfigen Schenkelstreckers aus.
5. Während der gesamten Bewegung sollte das Gewicht gleichmäßig auf Ballen und Fersen verteilt sein. Nur bei mangelnder Beweglichkeit eine Erhöhung (z. B. Brett) benutzen.
6. Immer festes, stabilisierendes Schuhwerk tragen.

Übung 61: Die Hantel wird entweder wie bei der Kniebeuge hinter oder vor dem Kopf abgelegt. Die Füße sollten seitwärts etwa schulterbreit auseinander stehen, um ein gutes Gleichgewicht zu gewährleisten. Ein Fuß sollte so weit nach vorne gestellt werden, daß eine Ausfallkniebeuge mit geradem Oberkörper möglich ist. Die Fußspitzen beider Füße zeigen dabei leicht einwärts. Das vorgestellte Bein wird so weit abgebeugt, bis das Knie des hinteren Beins fast den Boden berührt. Je gerader der Oberkörper während der Übung bleibt, um so mehr wird die Elastizität im Hüftgelenk geschult und die Trainingswirkung für die Gesäßmuskulatur erhöht. Die Übung sollte abwechselnd durchgeführt werden und eignet sich als Vorbereitung für die Kniebeuge, solange eine ausreichende Beweglichkeit noch nicht vorhanden ist. Leider wird die Ausfallkniebeuge zu wenig trainiert, obwohl sie für verschiedene Sportarten (z.B. Ballspiel-Sportarten) und Body-Builderinnen von größter Bedeutung wäre. Sie trainiert nicht nur die Gesäßmuskulatur optimal, sondern verbessert auch die Stabilität von Sehnen und Bändern der beteiligten Gelenke. So bietet sie allen Sportlern einen optimalen Schutz bei sportartspezifischen Belastungen in Extremsituationen.

Übung 62: Beim Beinpressen sind die Füße etwa eine Fußlänge auseinandergestellt, und die Bei-

4

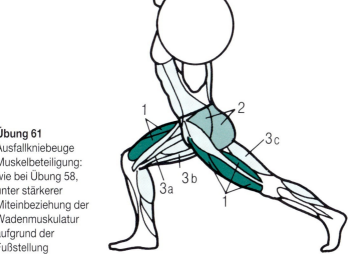

Übung 61
Ausfallkniebeuge
Muskelbeteiligung:
wie bei Übung 58,
unter stärkerer
Miteinbeziehung der
Wadenmuskulatur
aufgrund der
Fußstellung

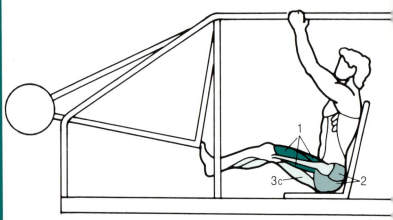

Übung 62 Beinpressen
Muskelbeteiligung: ähnlich wie bei Übung 58, nur dreht beim Beinpressen das Becken weniger, und die Gesäßmuskulatur ist deutlich geringer an der Bewegung beteiligt

ne werden so weit gebeugt, bis die Oberschenkel den Oberkörper berühren. Eine vollständige Streckung sollte unterbleiben, um eine ruckartige Entlastung und Überstreckung zu vermeiden. Vorsicht ist auch bei Sportlern mit Knieschäden geboten, denn durch eine Unterschiebung der Unterschenkel beim Beinpressen kommt es zu starken Belastungen der Kniegelenke. Bei bestehenden Rückenbeschwerden kann die Übung sehr geeignet sein, die Oberschenkel- und Gesäßmuskulatur ohne starke Belastung des Rückens zu trainieren. Für Body-Builder und andere Kraftsportler ist das Beinpressen wichtig, um die Muskeln auf vielfältige Weise zu trainieren und eine optimale Ausbildung zu erreichen.

Übungen für die Unterschenkelmuskulatur

Übung 63: Die Übung kann sowohl an einer Maschine als auch mit einer Langhantel durchgeführt werden. Bei beiden Ausführungen sollte darauf geachtet werden, daß die Fußballen fest auf der Erhöhung aufliegen. Bei der Aufwärtsbewegung sollten die Fersen möglichst hoch angehoben und dann in eine Ausgangsposition gesenkt werden, bei der die Fersen tiefer als die Fußballen sind. So wird eine gute Vordehnung erreicht und die Muskulatur über die volle Länge trainiert.
Von der guten Ausbildung der beim Wadenheben sitzend beanspruchten Muskulatur profitieren alle Sportarten, die etwas mit

Übung 63 Wadenheben sitzend Muskelbeteiligung: **1** Schollenmuskel, **2** langer Großzehenbeuger (nicht im Bild), **3** langer Zehenbeuger (nicht im Bild)

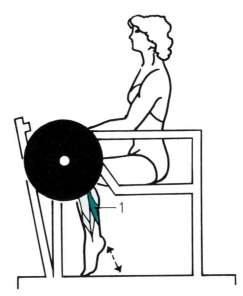

4

Laufen und Springen zu tun haben. Body-Builder sollten die Übung in Erwägung ziehen, um bei seitlichen Pflichtposen keine Punkte zu verlieren. Wegen der geringen Beteiligung des oberflächlichen zweigelenkigen Zwillingswadenmuskels ist die Übung allen Frauen mit Neigung zu starken Waden zu empfehlen. So kann nämlich die Wadenmuskulatur ohne großen Zugewinn an Masse trainiert werden.

Übung 64: Die Übung ist für alle diejenigen geeignet, die wegen möglicher Wirbelsäulenprobleme keine Zusatzlast auf den Schultern vertragen. Je nach Trainingszustand kann die Übung mit oder ohne Kurzhantel durchgeführt werden. Der Fuß steht mit dem gesamten Fußballen auf einer Treppenstufe bzw. einer Er-

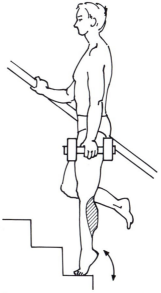

Übung 64 Wadenheben stehend einbeinig
Muskelbeteiligung: **1** Zwillingswadenmuskel, **2** Schollenmuskel, **3** langer Großzehenbeuger (nicht im Bild)

höhung, anderes Bein leicht gebeugt, eine Hand am Treppen-
geländer, Ferse so weit absenken, daß ein leichtes Ziehen in
der Wadenmuskulatur spürbar
ist, und danach so weit wie möglich heben. Um eine vollständige
Entwicklung aller Wadenmuskeln
zu erreichen, sollte die Fußstellung (Zehen nach innen und
außen) öfters verändert werden.
Im fortgeschrittenen Stadium
kann die Übung auch einbeinig
durchgeführt werden.
Da die Wadenmuskulatur äußerst
wichtig beim Gehen und Laufen
ist, sollte ihr auch beim Training
die entsprechende Aufmerksamkeit gewidmet werden. Zudem
schaut ein Bein nur dann form-
vollendet aus, wenn die Gesamtproportionen stimmen, und dazu
gehören auch die Waden.

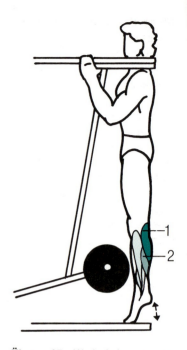

Übung 65 Wadenheben an der
Maschine
Muskelbeteiligung: wie Übung 63

Übung 65: Die Ausführung an einer Maschine gewährleistet im
Gegensatz zur Übungsaus-
führung mit der Langhantel auf
der Schulter ein ausgewogenes
Gleichgewicht. Bei der Normal-
ausführung sollen die Füße etwa
schulterweit auseinanderstehen
und die Zehen nach vorne zeigen. Um alle unterstützenden
Muskeln ausreichend zu entwickeln, müssen die Zehen auch
einmal nach innen bzw. nach
außen gerichtet sein. Auch das
Wadenheben stehend sollte aus
der Vordehnung bis Zehenstand
durchgeführt werden.
Vorsicht ist bei Rückenproblemen geboten: durch die Bela-

stung auf den Schultern könnten
sie verstärkt auftreten. Deshalb
ist darauf zu achten, daß das
Becken nicht zu weit nach vorne
geschoben wird und ein Hohlkreuz entsteht. Ferner soll die
Übung, wie auch die beiden vor-
ausbeschriebenen, nur mit fe-
stem Schuhwerk ausgeführt werden. Nur so können Verletzungen
im Bereich des Fußes vermieden
werden. Alle Wadenübungen
führen zu einem elastischeren
und dynamischeren Gangverhal-
ten und sollten in jedes Anfängerprogramm aufgenommen wer-
den.

Übung 66: Deuserband an der Sprossenwand befestigen, um den Fußrücken legen und so weit zurückrutschen, bis das Deuserband auf Spannung ist. Abwechselnd den Fuß beugen und strecken und darauf achten, daß sie dabei nach oben gestellt sind, um ein Abrutschen des Bands zu verhindern. Meistens sind die Muskeln, die den Fuß beugen, in einem äußerst schlechten Trainingszustand. Spätestens nach einer Bergtour bzw. einem langen Fußmarsch wird Ihnen das schmerzhaft bewußt.

Um die Muskulatur des Unterschenkels optimal zu trainieren, ist es auch nötig, den Fußrand nach innen (Supination) und nach außen (Pronation) zu heben. Normalerweise werden die verschiedenen Übungsausführungen, außer in der Rehabilitation, kaum ausgeführt, obwohl sie auch das Gleichgewicht beim Einbeinstand wesentlich verbessern. Probieren Sie es einmal aus.

4

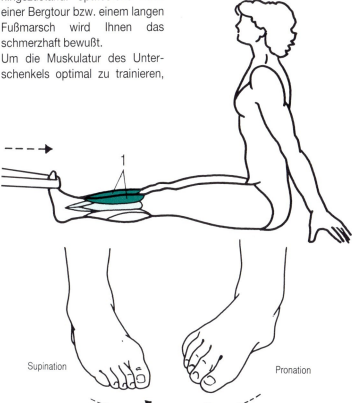

Übung 66 Fuß beugen mit Deuserband
Muskelbeteiligung: **1** vorderer Schienbeinmuskel, **2** langer Zehenstrecker (nicht im Bild), **3** langer Großzehenstrecker (nicht im Bild)

Kapitel 5
Grundsätze des Bodybuildings und Krafttrainings

Im allgemeinen wird Kraft nach dem Newtonschen Axiom als die Ursache einer Beschleunigung definiert. Die Kraft ist das Produkt aus der Masse eines Körpers und seiner Beschleunigung $K = m \cdot a$.

Die verschiedenen Formen der Kraft

Beim Sportler wird die Masse durch die Körpermasse und die Beschleunigung durch die Leistungsfähigkeit seiner Muskulatur vertreten. Eine Vergrößerung der Körpermasse ist jedoch bei vielen Sportarten abzulehnen, da zum einen die Körpermasse schneller als die Kraft ansteigt und zum anderen die Körpergewichtslimitierung durch Klassen vorgegeben ist. Im Bodybuilding spielen diese Überlegungen nur eine geringfügige Rolle, weil hier die Gesamtproportionen im Vordergrund stehen. Der Vollständigkeit halber sollen die von Prof. Hollmann gesammelten gebräuchlichsten Kraftbezeichnungen aufgezählt werden, auf deren Definition dennoch verzichtet wird, da sie für das Körpertraining von nicht allzu großer Bedeutung sind. 1. Muskelkraft, 2. Maximalkraft (statische Maximalkraft), 3. Normalkraft (Grundkraft), 4. Relative Kraft, 5. Relative Maximalkraft (psychologische Grenzkraft), 6. Absolute maximale Kraft (physiologische Grenzkraft, Absolutkraft), 7. Kraft pro cm^2 Muskelquerschnitt, 8. Ausgangskraft (Anfangskraft), 9. Endkraft (Grenzkraft), 10. Relativkraft, 11. Trainingskraft, 12. Dynamische Kraft, 13. Schnellkraft, 14. Explosivkraft, 15. Halteleistung
Um keine Verwirrung zu stiften, werden wir uns auf die, laut Harre, 3 Hauptformen der Kraft beschränken: Maximalkraft, Schnellkraft, Kraftausdauer.

Unter der **Maximalkraft** verstehen wir die Kraft, die wir bei maximaler willkürlicher Kontraktion auszuüben vermögen.
Unter **Schnellkraft** verstehen wir die Fähigkeit, Widerstände mit einer hohen Kontraktionsgeschwindigkeit zu überwinden.

> Unter **Kraftausdauer** verstehen wir die Ermüdungswiderstands-
> fähigkeit des Organismus bei lang andauernden Kraftleistungen.

Das Ziel eines idealen Körpertrainings sollte die Erhaltung und Verbesserung der menschlichen Gesamtmuskulatur sein. Die Muskulatur soll demnach in den Zustand versetzt werden, daß sie ihrer Aufgabe, Gelenke zu führen, zu stützen und zu schützen, gerecht werden kann.

Die Steigerung der einzelnen Kraftformen ist für die verschiedenen Sportarten von größter Bedeutung und bedient sich Trainingsmethoden, die zumindest die Gelenke teilweise stark belasten. Für den Aufbau eines harmonischen und leistungsfähigen Körpers sind sie von zweitrangiger Bedeutung und werden deshalb nur am Rande berührt.

Intensität zur Verbesserung des Muskelwachstums

Als Intensität bezeichnet man die prozentuale Belastungsgröße, ausgehend von der jeweiligen Übungsbestleistung. Am Beispiel der Kniebeuge kann es sehr gut verdeutlicht werden. Wenn Ihre Bestleistung in der Kniebeuge 100 kg beträgt und Sie diese Übung mit 40 kg durchführen, trainieren Sie mit einer Intensität von 40%.

Harre nimmt folgende Aufgliederung der Intensitätsbereiche vor:

Prozente zur persönlichen Bestleistung	Bezeichnung der Intensität
30– 50%	gering
50– 70%	leicht
70– 80%	mittel
80– 90%	submaximal
90–100%	maximal

Wenn man diese Aufgliederung als Maßstab nimmt, trainiert man bei einem prozentualen Bereich von 70–80% nur mit einer mittleren Intensität. Stimmt diese Aussage auf ein Bodybuilding-Training bezogen wirklich oder kommen nicht noch andere Faktoren ins Spiel? Ich meine ja, denn nicht nur bei maximalen Trainingsgewichten (90–100%), sondern auch bei einem Training mit maximalen Wiederholungszahlen (bis zur Erschöpfung) bzw. mit der höchstmöglichen Belastung eines Muskels während einer Trainingseinheit erfolgt ein Training mit höchster Intensität.

Ein Training mit Maximalgewichten ist die bevorzugte Form von Gewichthebern und Kraftdreikämpfern, wird aber durchaus von anderen

5

Sportlern und Leistungs-Bodybuildern zeitweise durchgeführt. Im allgemeinen wird ein solches Training nur über einen Zeitraum von 6–8 Wochen (vor einem Wettkampf) absolviert, und es bedeutet eine starke Belastung für Sehnen-, Muskel- und Bandapparat. Da der Körper oft 2–3 Tage Pause braucht, um sich zu regenerieren, ist die Form des Trainings für den Breitensportler in den meisten Fällen ungeeignet.

Ein Training mit maximal möglichen Wiederholungszahlen belastet Bänder, Sehnen bei weitem nicht so stark und ist durchaus in einem fortgeschrittenen Stadium vertretbar. Im allgemeinen werden dabei 12–15 Wiederholungen ausgeführt, was ungefähr einem Intensitätsbereich von 60–70% entspricht. Es sollte darauf geachtet werden, daß die letzten 3–4 Wiederholungen wirklich mit letzter Anstrengung durchgeführt werden können. Dabei wird neben der Kraft auch die lokale Muskelausdauer verbessert.

Die höchstmögliche Belastung eines Muskels, oder genauer ausgedrückt (siehe auch 5.4) den maximalen Ermüdungszustand, erreicht man durch ein Training mit verschiedenen Übungen, die alle die gleiche Muskelgruppe belasten. Dabei werden die Energievorräte des Muskels fast völlig erschöpft, und das Training sollte erst bei einem guten konditionellen Zustand aufgenommen werden. Selbst dann sollte die gleiche Muskelgruppe nicht mehr als zweimal pro Woche beansprucht werden, um ihr ausreichend Möglichkeit zu geben, völlig zu regenerieren und ihre Energievorräte wieder aufzubauen. Empfohlen werden kann ein Training mit der höchstmöglichen Belastung erst nach Abschluß des Fortgeschrittenen-Trainingsplans, nämlich erst dann, wenn eine solide Grundlage vorhanden ist.

Bedenken Sie bei jeder Form eines Höchstintensitätstrainings, daß eine ständige Durchführung auch zu einer Überlastung und Verletzungen führen kann. Nur in Zeiten völliger Gesundheit und guter seelischer Verfassung können Sie eine solche Belastung unbeschadet überstehen. Denken Sie auch an begleitende Maßnahmen zur Regeneration wie z. B. Massage, Sauna, ausreichend Schlaf und richtige Ernährung und Stretching. Zusätzliche Aktivitäten zur Stärkung von Herz und Kreislauf sind empfehlenswert, denn der Zustand Ihres inneren Systems ist für eine gute Regeneration von entscheidender Bedeutung.

Hohes Gewicht mit niedrigen Wiederholungs-zahlen contra niedriges Gewicht mit hohen Wiederholungszahlen

Häufig hört man in Studios den Satz: »Hohes Gewicht gibt Masse, niedriges Gewicht Definition (Muskelzeichnung).« Als Anfänger stellt man sich natürlich die Frage: Stimmt das eigentlich? Bevor ich auf die Unterschiede der beiden Trainingsmethoden eingehen möchte, zunächst einmal eine grundsätzliche Feststellung: Die Definition ist vor allem von einer gezielten Ernährung (Diät) abhängig und erst in zweiter Linie von der Trainingsmethode. Selbst in bezug auf den optimalen Muskelzuwachs ist die Frage nicht so eindeutig zu beantworten.

Wie schon unter 5.2 erwähnt, können Sie mit relativ vielen Wiederho-lungen ein Training mit höchster Intensität durchführen, ob nun ein ho-hes oder niedriges Gewicht genommen wird. Bei einem Training mit niedrigem Gewicht und hohen Wiederholungszahlen werden die Gly-kogenspeicher vergrößert und die Kapillarisierung verbessert. Auch die Vermehrung von Mitochondrien und die Anreicherung des Muskels mit Myoglobin (Sauerstoffträger) sind als positive Auswirkungen bekannt. Außerdem werden bei diesem Training in erster Linie die langsam kon-trahierenden St-Fasern (slow twitch fibres) angesprochen. Sie werden auch als Fasertyp I bezeichnet und gewinnen ihre Energie aerob (mit Hilfe von Sauerstoff). Bei einem Training mit submaximalen bzw. maxi-malen Gewichten werden vorrangig die schnell reagierenden Muskel-fasern (FT-Fasern = fast twitch fibres) beansprucht. Sie werden auch als Fasertyp II bezeichnet und noch einmal nach Typ II a und Typ II b unterschieden und gewinnen ihre Energie hauptsächlich anaerob (ohne Sauerstoffzufuhr). Bei einem sogenannten Maximalkrafttraining muß eine möglichst große Anzahl von motorischen Einheiten synchron akti-viert werden. Naturgemäß sind dabei Gelenkstrukturen, Muskeln, Bän-der und Sehnen größeren Belastungen ausgesetzt. Deshalb darf ein Maximalkrafttraining erst nach Absolvierung des Grund- und Fortge-schrittenentrainingsplanes durchgeführt werden. Zusammenfassend läßt sich feststellen, daß beide Methoden zur Muskelhypertrophie (Dickewachstum) führen. Für Leistungs-Bodybuilder muß zeitweise ein Training mit höchsten Widerständen geplant werden, um eine vollstän-dige Muskelentwicklung anzustreben. Im Reha-, Präventions- und Breitensport brauchen die Wiederholungszahlen nicht niedriger als 6–8 zu sein. Die durch höhere Wiederholungszahlen angesprochene Verbesserung der Kapillarisierung steigert auch die Blutzufuhr zum Muskel. Dadurch können auch die durch das Training anfallenden Ab-fallstoffe besser transportiert und beseitigt werden. Ein nicht zu unter-

5

schätzender Vorteil ist auch die verbesserte Durchblutung der Gelenke und damit eine Stärkung von Sehnen und Bändern. Egal zu welcher Trainingsmethode Sie sich einmal hingezogen fühlen, Sie werden zunächst um höhere Wiederholungszahlen nicht herumkommen, schon allein ihrer Gesundheit zuliebe.

Trainingsprinzipien im Bodybuilding

Ziel des modernen Leistungs-Bodybuildings ist es, eine größtmögliche Muskelfaserquerschnittsvergrößerung zu erreichen und dabei die Muskulatur plastisch herauszuarbeiten. Bodybuilder der Spitzenklasse beanspruchen ihren Muskel bis zur absoluten Ermüdung und verausgaben sich bis an den Rand der Leistungsgrenze, um optimales Muskelwachstum zu erzielen.

Viele dieser Methoden, die hochgesteckten Ziele zu erreichen, sind schon über 100 Jahre alt, auch wenn sie heute leicht modifiziert und sportmedizinisch untermauert als neu »verkauft« werden. Es ist immer wieder interessant, alte Trainingsanleitungen zu lesen, und der Betrachter ist erstaunt über das Fachwissen der alten Athleten. Noch erstaunlicher ist der muskulöse Körperbau dieser Kraftsportler, der mit einfachsten Geräten und ohne medikamentöse Zusatzernährung erreicht wurde. Teilweise scheinen sogar die Körperproportionen der früheren Bodybuilder harmonischer als die der heutigen gewesen zu sein, wenn auch die sogenannte Definition fehlte, die wegen ihrer oft gesundheitsgefährdenden Diäten zumindest als umstritten gilt. Einen Vergleich mit den Kraftleistungen heutiger Kraftsportler müßten die Vorgänger allemal nicht scheuen. Diese Tatsache ist der Einhaltung bestimmter Trainingsprinzipien zu verdanken, die, wie schon oben erwähnt, modifiziert und ergänzt, bis heute ihre Gültigkeit behalten haben. Diese Trainingsprinzipien können natürlich auch von Breitensport-Bodybuildern nach einem entsprechenden Grundlagentraining übernommen werden.

1. Prinzip der Muskelisolation

Hier wird versucht, bestimmte Muskeln isoliert zu trainieren, obwohl mittlerweile bekannt sein sollte, daß dies nur durch elektrische Präzisionsstimulation möglich ist. Bei fast allen Bewegungen sind ganze Muskelgruppen beteiligt, und man kann nur versuchen, möglichst viele Hilfsmuskeln, die unterstützend wirken, auszuschalten. Am Beispiel verschiedener Armbeugeübungen läßt sich das leicht verdeutlichen. Beim Armbeugen kann man an den meisten Maschinen, im Gegensatz zu den Armbeugen mit der Langhantel (siehe

Übung 6), den Oberkörper nicht einsetzen und trainiert somit auch die Armbeugemuskulatur isoliert. Bei den Armbeugen mit der Langhantel kann die Armmuskulatur durch ein Vorneigen und anschließendes schwungvolles Aufrichten des Oberkörpers unterstützt werden. Es wäre also richtiger, bei der Muskelisolation von Muskelgruppen statt von Einzelmuskeln zu sprechen.

2. Prinzip der abgefälschten Bewegung

Man versucht dabei trotz Muskelermüdung noch zwei bis drei weitere Wiederholungen durchzuführen, um die Belastung noch zu verstärken. Das kann natürlich auch zum Beispiel beim Bankdrücken, durch Anheben des Gesäßes und einer damit teilweisen Verlagerung der Belastung auf die Halswirbelsäule zu Verletzungen führen.

3. Prinzip der Trainingspriorität

Bei einem Training mit hoher Intensität kommt es relativ schnell zu einer Ermüdung, so daß für folgende Übungen nicht mehr so viel Energie übrigbleibt. Ausgehend von dieser Tatsache, sollte man bei diesem System zunächst die schwächsten Partien trainieren, um eine bessere Harmonie der Körperproportionen zu erreichen.

4. Prinzip der Trainingsvariation

Um Langeweile und Gewöhnung beim Training zu vermeiden, werden Übungen, Belastung, Serien und Wiederholungszahlen variiert.

5. Prinzip der Belastungserhöhung

Nach einer gewissen Zeit des Trainings mit immer gleichen Satz- und Wiederholungszahlen kommt es zu einer Gewöhnung, damit zu einem Stillstand bzw. Rückschritt des Muskelwachstums aufgrund einer ökonomischen Bewegung und damit verbundenen geringeren Reizes. Es ist ratsam, öfter die Satz- bzw. Wiederholungszahl bzw. beides zu erhöhen oder auch bei gleichbleibender Satz- und Wiederholungszahl die Belastung zu verstärken.

6. Prinzip der Superserien

Man versteht darunter eine Kombination von Übungen für Agonist und Antagonist (z. B. Biceps, Triceps). Während man den einen Muskel belastet, kann sich der Gegenspieler erholen. Somit ist ein Training für zwei Muskelpartien mit nur kurzen bzw. kleinen Pausen möglich.

7. Prinzip der Dreierserien

Drei verschiedene Übungen werden dabei zu einem Satz (Serie) verbunden und damit eine Muskelgruppe in unmittelbarer Folge trainiert. Da aufgrund unterschiedlicher Übungen der Muskel in verschiedenen Winkelbereichen trainiert wird, kann er auf voller Länge beansprucht werden und bekommt eine vollere Form. Bei Syn-

5

chron- und Exzentertrainingsmaschinen kann der Muskel auch mit einer Übung auf voller Länge beansprucht werden.

8. Prinzip der Vorermüdung

Bei jeder Übung erfährt ein bestimmter Muskel die stärkste Beteiligung, beim Bankdrücken z.B. der Brustmuskel. Er könnte noch weiterarbeiten, wenn der dreiköpfige Armstrecker schon lange nicht mehr dazu in der Lage ist. Also wird zunächst einmal der Brustmuskel z.B. durch Fliegende Bewegung vorermüdet, und es wird dann sofort zum Bankdrücken übergegangen. Dabei sollte die Pause möglichst kurz sein (4–5 sec), um eine Erholung des stärksten Muskels zu vermeiden.

9. Prinzip der Partnerhilfe

Es wird ein Gewicht gewählt, mit dem 5–6 Wiederholungen zu schaffen sind. Danach greift der Partner helfend ein, daß noch weitere 2–3 Wiederholungen absolviert werden können. Der Partner darf nur so viel Hilfestellung leisten, daß jede weitere Wiederholung einen voll beansprucht und man sich am Rande der Leistungsgrenze bewegt.

10. Prinzip der sich verringernden Belastung

Man wählt ein Gewicht, mit dem man ca. 8 Wiederholungen ausführen kann. Nach diesen 8 Wiederholungen schüttelt man kurz die Muskulatur aus, während der Partner das Gewicht um 5–10 kg verringert. Es folgen weitere 8 Wiederholungen, dann wieder Gewichtsverringerung, 6 Wiederholungen, Gewichtsverringerung und nochmals 6 Wiederholungen.

Dieses Prinzip belastet ungeheuer stark das Herz-Kreislauf-System, deshalb muß bei Übungen, bei denen große Muskelgruppen beteiligt sind (z.B. Kniebeugen), die Wiederholungszahl auf 3–5 verringert werden.

11. Prinzip der Negativwiederholungen

Nach abgeschlossenem Training mit überwindender Arbeit werden noch 2–3 Wiederholungen mit nachgebender Arbeit angeschlossen. Dabei ist Partnerhilfe unbedingt nötig. Manche Athleten wählen auch gleich ein Gewicht, das sie nicht bewältigen können und senken dieses Gewicht 3–5mal ab. Dieses Prinzip muß als äußerst gefährlich gelten, weil es hierbei zu hohen Gelenkbelastungen durch unsaubere Technik kommt.

12. Prinzip des isotonischen und isometrischen Kombinationstrainings

Um eine Entlastung der Muskulatur zu vermeiden, wird am Anfang und am Ende der Bewegung der Muskel isometrisch angespannt.

Diese vollständige Kontraktion führt zu einer besseren Muskelqualität und ist auch schon eine Hilfe für das spätere Posing.

13. Prinzip des Instinktivtrainings

Wie oft wird man als Trainer gefragt, welches wohl die beste Übung für diese oder jene Muskelgruppe sei. Es gibt keine »beste« Übung, sondern nur mehrere geeignete Übungen. Weltklasseathleten finden oft instinktiv die richtige Übung, Wiederholungs- und Satzzahl für die Entwicklung ihres Körpers heraus. Genauso gelingt es diesen Athleten, an guten und an schlechten Tagen genau die richtige Dosierung zu finden und danach zu trainieren, ohne ihren Körper dabei zu unter- bzw. überfordern.

14. Prinzip des Splittrainings

Nach einem extrem harten Training braucht der Körper evtl. bis zu 72 Std., um sich völlig zu erholen. Daraus haben Bodybuilder die Schlußfolgerung gezogen, daß ein zweimaliges Training der gleichen Muskelgruppe pro Woche die optimale Lösung ist. Um nicht alle Muskelgruppen an zwei Tagen pro Woche (hoher Zeitaufwand pro Trainingseinheit) trainieren zu müssen, haben sie ihr Training gesplittet (aufgeteilt). Bei einem viermaligen Training pro Woche kann ein Splitprogramm folgendermaßen aussehen:

Mo., Do. Schultergürtel, oberer Rücken, Brust, Arme

Di., Fr. Beine, Bauch, unterer Rücken

Mi., Sa., So. Pause (Stretching)

Bodybuilder im Hochleistungsbereich trainieren häufig zweimal pro Tag und planen ihr Splitprogramm demzufolge so, daß nur ein bis zwei Muskelgruppen pro Trainingseinheit bearbeitet werden. Bei einem Anfängerprogramm mit geringer Intensität dürfen Muskelgruppen auch bis zu dreimal pro Woche trainiert werden.

5

Tips für die sportgerechte Ernährung

In einem Buch über Körpertraining kann und darf nicht behauptet werden, daß die Ernährung keine große Rolle für die Kraft und Leistungsfähigkeit des Körpers spielen würde. Genau das Gegenteil ist der Fall, denn der Erfolg des Trainings ist auch von der richtigen Ernährung abhängig. Sie werden sich sicherlich fragen, warum dann der Ernährung so wenig Platz eingeräumt wird. Die Ernährung ist ein solch komplexes Gebiet, daß man sie auch mit mehreren Seiten nicht umfassend behandeln kann. Oft führen angebotene Diät- und Muskelaufbaupläne sogar zu schwerwiegenden Ernährungsfehlern, die einer guten Leistungsentwicklung im Wege stehen. Wer sich also intensiver über unsere Nahrung informieren will, wird nicht umhin können, sich entsprechende Lektüre zu besorgen. Für den Breitensportler ist eine gesunde Mischkost meist ausreichend, um den täglichen Bedarf an Nährstoffen zu decken, wenn man bestimmte Punkte berücksichtigt.

Der Körper braucht Nahrung, um neue Zellen zu bilden und eine gleichbleibende Temperatur aufrechtzuerhalten. Ferner erzeugt die Nahrung die Kraft und Leistungsfähigkeit für körperliche und geistige Arbeit im Beruf und in der Freizeit. Sie besteht aus Nährstoffen, die vom Körper als Baustoffe, Brennstoffe oder Wirk- und Reglerstoffe verwendet werden. Folgende Nährstoffe kennen wir: Eiweiß, Fett, Kohlenhydrate, Mineralstoffe, Wasser und Vitamine.

Das größte Problem ist, genau zu bestimmen, welche Nährstoffe körperlich aktive Menschen in welcher Menge brauchen. Ein Mangel an einem Nährstoff kann eine unzureichende Produktion vieler Kombinationen nach sich ziehen, die der Körper aber braucht. Ein Übermaß eines Nährstoffs kann dagegen wiederum den gesamten Nährstoffhaushalt durcheinanderbringen.

Die folgende Tabelle zeigt Richtwerte für einen gesunden erwachsenen Menschen mit mittlerer Arbeitsleistung und für einen Sportler. Der genaue Bedarf an Nährstoffen wird immer abhängig sein von der momentanen Trainingsbelastung und kann daher in einer Tabelle nicht genau bestimmt werden.

Nährstoff	gesunder Erwachsener	Sportler
Eiweiß	1 g/pro kg Körpergew.	2–2,5 g/pro kg Körpergew.
Fett	1 g/pro kg Körpergew.	1,5–2 g/pro kg Körpergew.
Kohlenhydrate	4–10 g/pro kg Körpergew.	8–12 g/pro kg Körpergew.
Kalzium	800–2000 mg	2000–2400 mg
Phosphat	ca. 2 g	ca. 5 g
Kochsalz	5–10 g	15–25 g
Magnesium	300–400 mg	500 mg
Eisen	15 mg	20–25 mg
Kalium	ca. 2 g	ca. 5 g
Jod	⅕–⅓ mg	½ mg
Vitamin A-Axerophol	0,2–0,8 mg	2–3 mg
Vitamin D-Calcipherol	0,0024 mg	0,01 mg
Vitamin B_1-Thiamin	0,7–2,3 mg	2,5–4 mg
Vitamin B_2-Riboflavin	0,8–2,5 mg	4–5,5 mg
Vitamin Niacin	ca. 20 mg	25–45 mg
Vitamin C Ascorbinsäure	40–120 mg	175–200 mg

Bei einer ausgewogenen Auswahl Ihres täglichen Nahrungsbedarfs können Sie die Tabelle beruhigt vergessen, zumal es für jeden schwer ist, den Nährstoffgehalt der verschiedenen Nahrungsmittel genau zu kennen. Gehen Sie bei der Zusammenstellung Ihres Speiseplans so vor, daß Sie zunächst Frischware einkaufen (keine Nahrung in Dosen). Ferner sollten die Nahrungsmittel weniger Fettanteile besitzen, dafür dürfen mehr vollwertige Kohlenhydrate wie Vollkornprodukte, Gemüse und Kartoffeln den Speiseplan bereichern. Wenn Sie zusätzlich noch den Anteil an ballaststoffhaltigen Nahrungsmitteln erhöhen und bei der Zubereitung mit der Verwendung von Kochsalz sparsam umgehen, haben Sie schon einen großen Schritt in Richtung sportgerechter Ernährung gemacht.

Um das Körpergewicht jederzeit unter Kontrolle zu haben, ist es wichtig, anhand einer Tabelle die täglich aufgenommenen Kalorien mit den benötigten zu vergleichen. Noch besser wäre es, den Gesamtumsatz schon vorher festzulegen und danach eine Speiseplangestaltung vorzunehmen. Der Gesamtumsatz ergibt sich aus der Addition von Grundumsatz + Arbeits- bzw. Leistungsumsatz.

5

Der **Grundumsatz** ist der Kalorienbedarf, der bei völliger Ruhe ohne Nahrungsaufnahme zur Erhaltung der wichtigsten Lebensvorgänge nötig ist. Er beträgt bei einem Erwachsenen je kg Körpergewicht und Stunde 1 kcal. Für einen 70 kg schweren Menschen ergibt sich folgende Berechnung: 24 x 70 = 1680 kcal.

Unter dem **Arbeits- bzw. Leistungsumsatz** versteht man den Bedarf an zusätzlicher Energie, der für die tägliche Arbeit und die sportliche Bewegung benötigt wird. Folgende Richtwerte können für die Ermittlung des Arbeits- bzw. Leistungsumsatzes gelten:

8 kcal bei leichter körperlicher Arbeit (z. B. sitzende Tätigkeit)

12 kcal bei mittlerer körperlicher Arbeit (z. B. stehende bzw. gehende Berufe)

26 kcal bei schwerer körperlicher Arbeit (z. B. Berufsgruppen, die Lasten bewegen, und Leistungssportler)

Beispiel für die Berechnung: Mittelschwere körperliche Arbeit ohne sportliche Betätigung:

Grundumsatz + Arbeitsumsatz = Gesamtumsatz

(70 x 24 = 1680) 70 x 12 = 840   2520 kcal

Je nachdem, ob Sie sich mit Ihren Kalorien oberhalb bzw. unterhalb der Grenze des Gesamtumsatzes befinden, werden Sie auch entsprechend zu- bzw. abnehmen.

Noch ein Tip zum Schluß: Nehmen Sie bei Aufnahme eines körperlichen Trainings nicht gleich die Richtwerte der körperlich schweren Arbeit als Richtschnur, sondern bleiben Sie unterhalb des errechneten Gesamtumsatzes. Es könnte Ihnen nämlich sonst passieren, daß sich Ihr Körpergewicht nach oben verändert, obwohl Sie gerade das vermeiden wollten.

Die Atemtechnik beim Krafttraining

Über die richtige Atemtechnik ist ebenso viel gesprochen wie geschrieben worden. Während manche Einatmen bei der überwindenden Arbeit empfehlen, raten andere, bei der nachgebenden Arbeit einzuatmen. Normalerweise wird es sehr schwer sein, ab einem gewissen Anstrengungsgrad beim Überwinden eines Widerstands noch einzuatmen, während das Ausatmen dabei noch möglich ist. Beobachtungen in der Praxis haben ergeben, daß eigentlich jeder Sportler eine andere Atemtechnik hat, die auch von den verschiedenen Übungen vorgegeben wird. Beim Armsenken vor dem Körper bzw. der Fliegenden Bewegung wird automatisch beim Absenken des Gewichts eingeatmet, während das beim Armheben vor dem Körper bei den meisten Sportlern umgekehrt verläuft. Normalerweise rate ich den Anfängern, bei der größeren Anstrengung auszuatmen (überwindende Arbeit) und bei der geringeren Anstrengung (nachgebende Arbeit) einzuatmen. Entscheidend ist, bei einem dynamischen Krafttraining mit leichten bis mittleren Widerständen eine Preßatmung zu vermeiden. Bei höheren Widerständen ist die kurzzeitige Preßatmung kaum vermeidbar, sondern wegen einer Entlastungsfunktion sogar wünschenswert. Damit ist auch schon angedeutet, daß hohe Widerstände bei fortgeschrittenem Alter, Herz-Kreislauf-Erkrankungen und Gesundheitssportlern nicht erwünscht sind. Führen Sie sich immer vor Augen, daß eine Preßatmung bis zu Kollapserscheinungen führen kann.

Kapitel 6
Trainingsplanung und Trainings-gestaltung

Im Leistungssport ist eine Gliederung bzw. Aufteilung des Trainings in verschiedene Perioden schon seit langem bekannt. In jeder dieser Perioden müssen bestimmte Voraussetzungen erfüllt werden, mit dem Ziel, eine sportliche Höchstleistung an einem bestimmten Termin zu erbringen.

Je nach Qualifikation kann das eine Deutsche Meisterschaft oder eine Weltmeisterschaft, auf bescheidenerem Niveau aber auch nur ein Vereinswettbewerb sein.

Die Gliederung eines Trainings

Körperliche Höchstleistungen können je nach Sportart maximal 2 Monate gehalten und in den verschiedenen Trainingsperioden erarbeitet werden.

1. **Vorbereitungsperiode** mit dem Ziel der Schaffung einer athletischen Basis und Steigerung der sportlichen Form.

2. **Wettkampfperiode** mit dem Ziel einer Herausbildung der Wettkampfform und deren Erhaltung.

3. **Übergangsperiode** mit dem Ziel der aktiven Erholung und Regeneration.

Viele Leistungs-Bodybuilder trainieren nach diesem System, solange sie sich im Hochleistungssport befinden. Im Breitensport dagegen wird eine gezielte Trainingsplanung oft sträflich vernachlässigt, obwohl sie auch hier von großer Bedeutung ist. Mit einer richtigen Trainingsplanung können Sie schnellere Erfolge erzielen und die Gefahr von Verletzungen wesentlich herabsetzen. Gestalten Sie Ihre Trainingsplanung nach den Prinzipien eines Bauplans und denken Sie daran: Je stärker das Fundament ist, um so besser können spätere Belastungen verkraftet werden.

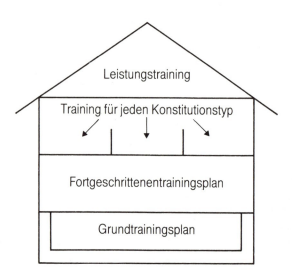

Training für jeden Konstitutionstyp

Unter der körperlichen Konstitution versteht man die im wesentlichen durch die Erbanlage bedingte Verfassung, die verhältnismäßig gleich bleibt.

Nach dem modifizierten und ergänzten System von Kretschmer unterscheiden wir den *leptosomen*, den *pyknischen* und den *athletischen Typ*. Das Großartige an einem Körpertraining mit Gewichten und Maschinen ist, daß es für jeden Konstitutionstyp die richtige Übungsausführung gibt, um gute Trainingserfolge zu erzielen.

Die folgenden Beschreibungen sollen Ihnen helfen, Ihren Konstitutionstyp zu bestimmen, um danach das Grund- und Fortgeschrittenenprogramm entsprechend den Empfehlungen zu gestalten.

Bei dem leptosomen Typ handelt es sich um schmalbrüstige Menschen mit meist eher zierlichen Gelenken und langen Knochen. Daraus resultiert eine hohe Anfälligkeit für Verletzungen bei einem schweren Krafttraining.

Obwohl der Leptosome sich jeden Zentimeter zusätzlichen Muskelumfangs hart und konzentriert erkämpfen muß, sollte er immer vorsichtig an sein Training herangehen, um sich nicht zu verletzen. Langsame Übungsausführung mit größeren Pausen bei erhöhter Kalorienzufuhr sind für ihn die geeignetsten Maßnahmen, zumal sie einen geringeren Körperfettanteil als der Durchschnitt besitzen. Um das Muskelwachstum zu unterstützen, sollte auch an eine Vermehrung des Eiweißanteils in der Ernährung gedacht werden.

Der pyknische Typ besitzt einen durchschnittlich höheren Fettanteil, hat aber auch meist starke und große Gelenke. Wegen des höheren Fettanteils muß das Training so gestaltet werden, daß dem Trainingsumfang, nicht der Trainingsintensität (hohe Widerstände) Vorzug eingeräumt wird. Eine Verringerung der Kalorienzufuhr bzw. Diät in Verbindung mit verstärktem Ausdauertraining führen oft sehr schnell zu dem gewünschten Erfolg. Auch eine zügige Übungsausführung mit kürzeren Pausen beschleunigt die Reduzierung des Fettanteils. Verletzungen sind selbst bei langen Trainingseinheiten wegen der starken Gelenke relativ selten. Pykniker sind keine Seltenheit in den schweren Klassen der Kraftsportarten (Kraftdreikampf, Gewichtheben) und repräsentieren dort die Weltklasse.

Der athletische muskulöse Typ mit breiten Schultern, schmalen Hüften und wenig Körperfettanteil ist naturgemäß im Bodybuilding am erfolgreichsten. Seine Gelenke sind meist von mittlerer Größe, so daß eine kaum nennenswerte Verletzungsgefahr besteht. Es gibt kaum Übungen, auf die der Athlet verzichten müßte, und Trainingserfolge stellen sich schnell ein. Die einzige Gefahr besteht in der Selbstüberschätzung und in der daraus resultierenden zu schnellen Gewichtssteigerung.

6

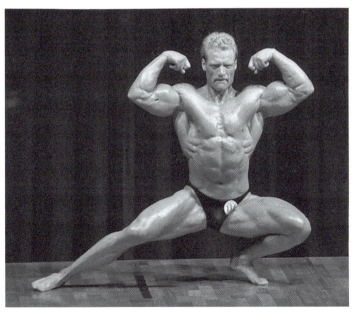

Roland Geyer, Oberbayerischer Meister und Dritter der Bayerischen Meisterschaften, ist der athletische muskulöse Typ.

Jahrhundertelang wurde das Vorurteil vom »schwachen Geschlecht« ohne jeglichen ernsthaften wissenschaftlichen Hintergrund aufrecht erhalten, obwohl es Leistungstests gegeben hat, die angeblich den Beweis lieferten. Natürlich gibt es anatomische Unterschiede zwischen Mann und Frau, auf die später noch eingegangen wird. In manchen Sportarten werden die Leistungsunterschiede zwischen Mann und Frau immer geringer, besonders in Disziplinen, bei denen die Kraft nicht die dominierende Rolle spielt. Die Frau ist prädestiniert für jede Art von Dauerleistung, wenn nicht gleichzeitig ein hoher Anspruch an die Muskelleistung gestellt wird. Obwohl dies alles schon hätte bekannt sein müssen, ist es noch nicht allzu lange her, da durften Frauen an bestimmten Wettbewerben (Marathon) nicht teilnehmen. Allerdings ließen sich die Frauen nie den Mut nehmen und eroberten Zug um Zug auch die letzten Bastionen des Männersports.

Es dürfte müßig sein, darüber zu diskutieren, welcher Sport für Frauen geeignet ist, letztlich wird es immer von den körperlichen Voraussetzungen und dem ästhetischen Empfinden der einzelnen Frauen abhängen. Da beim Leistungs-Bodybuilding die Frauen nicht gegen Männer antreten, ist eine Diskussion über die möglichen Leistungsunterschiede überflüssig. Außerdem richten sich diese Seiten an alle Frauen, die ihre Figur in Form bringen wollen und keine scharfe Muskelteilung und einen tennisballgroßen Bizeps anstreben. Die meisten Frauen wünschen sich eine schöne symmetrische Figur, ohne massige Muskeln. Fast alle Frauen, die ein Training aufnehmen, möchten gezielt ihre Problemzonen trainieren, und dafür ist ein Körpertraining mit Gewichten und Maschinen die wohl geeignetste Trainingsform.

Die wichtigsten anatomischen Unterschiede zwischen Mann und Frau

Es gibt einige anatomische Unterschiede zwischen Männern und Frauen, die es zu erläutern gilt, da sie für das Training von großer Bedeutung sind. Frauen sind im Durchschnitt um etwa 12 cm kleiner und ca. 15 kg leichter als Männer. Der prozentuale Muskelanteil am Körpergewicht beträgt beim Mann ungefähr 45% und bei der Frau 35%. Dafür ist bei den Frauen der Fettanteil um etwa 10% höher. Im Kraftbereich kann sich eine sehr gut trainierte Frau mit einem gleich gut trainierten Mann nicht vergleichen. Viele Sportmediziner führen die Unterschiede im Muskel- und Fettgewebe auf die verschiedenen Anteile im hormonellen Bereich zurück. Während die Frauen nur geringe Mengen anaboler Hormone (z. B. Testosteron) im Körper aufweisen, haben die Männer davon eine größere Menge.

Man geht seit Jahren davon aus, daß anabole Hormone für stärkere Muskeln und den niedrigeren Fettanteil verantwortlich sind. Es gibt noch immer im Bodybuilding-Bereich Behauptungen, daß Männer und Frauen auf ein Krafttraining unterschiedlich reagieren würden und damit auch verschieden trainieren müßten. Eigentlich gibt es keinen vernünftigen Grund, abgesehen von einer oft anderen Zielvorstellung, warum der Trainingsplan z. B. einer Leistungs-Bodybuilderin sich von dem ihres männlichen Kollegen unterscheiden sollte. Im Freizeitbereich sind die Unterschiede zwischen einem Männer- und Frauentraining allerdings wesentlich größer. Frauen möchten ihren Körper natürlich anders formen, und hier haben die Körperteile Brust, Taille, Gesäß und Oberschenkel den Vorrang. Nur wenige Frauen möchten die gleiche Muskelmasse wie die Männer besitzen und damit einen Teil der biologischen Unterschiede verwischen.

Was müssen Frauen beim Körpertraining berücksichtigen?

7

Das breitere Becken und die breiteren Hüften bei den Frauen sorgen für einen niedrigeren Schwerpunkt und ein besseres Gleichgewicht. Damit können sie auch schneller Kraft und Masse im Unterkörper aufbauen. Lange Jahre war bei uns der deutsche Rekord in der Kniebeuge der 52-kg-Klasse im Kraftdreikampf bei den Frauen höher als bei den Männern. Kniebeugen liegen den Frauen wegen des schon angesprochenen breiteren Beckens und wegen einer großen Beweglichkeit, allerdings kann genau das zum Problem werden. Frauen leiden häufig unter einer lateralen (nach außen) Verschiebung der Kniescheibe und sollten häufig Beinstrecken trainieren, um sie zu stabilisieren. Erhöhte Druckbelastungen, wie sie bei der Kniebeuge auftreten, können bei einer Verschiebung der Kniescheibe einen frühzeitigen Knorpelverschleiß in Gang setzen. Bei Übungsabläufen über die Schulterhöhe hinaus bzw. schweren Druckübungen (z. B. Bankdrücken, Nackendrücken) sind Frauen wegen ihrer Konstitution anfälliger für Verletzungen der Schultergelenke. Solche Übungen sollten erst nach einem absolvierten Grundprogramm in Betracht kommen. Zunächst einmal sollten Sie mit vielen Wiederholungen die Durchblutung im Bereich der Gelenke verbessern und damit den Muskel- und Bandapparat stärken. Als angenehmer Nebeneffekt wird dabei auch gleichzeitig das Gewebe gestrafft.

Das Problem mit den Problemzonen

Frauen, die mit dem Bodybuilding beginnen, haben meist eine sehr klare Vorstellung von ihrem Trainingsziel. Neben der Beseitigung irgendwelcher Haltungsschwächen bzw. körperlicher Schäden ist der Wunsch nach einer gut geformten Figur vorrangig. Im Gespräch taucht dann immer wieder der Begriff Problemzone auf, der einer genaueren Betrachtung wert ist. Ganz allgemein versteht man unter den Problemzonen Körperregionen, die nicht mehr in die Norm einer verführerischen Figur passen. Durch vermehrte Fettansammlung bzw. schlaffes Gewebe werden die Proportionen des Körpers verändert und die Gesamtharmonie des Körpers verringert. Gesäß, Oberschenkel, Busen und der untere Teil der Bauchregion sind die von Frauen am meisten angesprochenen Problemzonen, die verbessert werden sollen.

> Bodybuilding ist eine hervorragende Trainingsmethode, die Figur nach den eigenen Wünschen zu beeinflussen, nur müssen auch die Grenzen der Möglichkeiten erkannt werden, um Enttäuschungen zu vermeiden. Fehler in der Trainingsmethodik und die Auswahl falscher Übungen verringern die Erfolgsaussichten erheblich.

Training der Problemzone Busen

Viele Frauen haben den Wunsch, ihren Busen durch Training zu vergrößern bzw. zu verkleinern oder auch nur zu formen. Publikationen einschlägiger Fachzeitschriften sowie Studios erwecken den Eindruck, als wäre eine gewünschte Veränderung des Busens durch eine Stärkung der Brustmuskulatur erreichbar. Hier werden Hoffnungen geweckt, die nicht zu erfüllen sind, und nach langen aufwendigen Versuchen stehen dann die Frauen vor dem Trümmerhaufen ihrer Hoffnungen. Zunächst einmal muß festgestellt werden, daß die weiblichen Brüste Drüsenkörper sind, die aus je 10–20 Drüsenläppchen bestehen und auf dem großen Brustmuskel aufgelagert sind. Ferner sind sie von mehr oder weniger reichlich Fett und Bindegewebe umgeben, und ihre Größe ist somit von ihrem Fettreichtum abhängig. Sie haben schon gehört, daß sich Muskelfasern vergrößern können bzw. zunächst spalten und dann vergrößern. Ferner wissen Sie auch schon, daß sich die Muskelfasern in jedem Skelettmuskel befinden, leider jedoch nicht in den Brüsten, und daher ist eine Vergrößerung unmöglich. Natürlich kann der Brustumfang, genau wie beim Mann, durch entsprechendes Training der Brustmuskulatur und des breiten Rückenmuskels vergrößert werden, aber die darüber liegenden Brüste bleiben in Form und Größe unverändert. Eine Verkleinerung dagegen wird immer bei einer starken Diät eintreten, allerdings nur, wenn sie entsprechend extrem durchgeführt wird. Spätestens jetzt werden sich möglicherweise viele Frauen die Frage stellen, ob sich die häufige Quälerei rentiert, wenn keinerlei sichtbare Erfolge möglich sind: Erfolge sind möglich, nur liegen sie auf einer anderen Ebene. Wie bereits schon erwähnt, leiden häufig Frauen unter einem nach innen gedrückten Brustkorb und einer damit zusammenhängenden Nach-vorne-Verlagerung des Schultergürtels. Bei einer solchen Haltungsabweichung kann ein noch so wohlgeformter Busen nicht zur Geltung kommen. In der Praxis bedeutet dies, mit entsprechenden Übungen die überdehnten Muskeln des Schultergürtels zu kräftigen und die verkürzten Brustmuskeln zu dehnen. Der oft empfohlene Weg, mit vielen Übungen die Brustmuskulatur zu stärken, führt über die Erhöhung des Spannungszustands der Brustmuskulatur zu einer weiteren Verkürzung und somit zu einer Haltungsverschlechterung. Berücksichtigen Sie jedoch die empfohlenen Übungsvorschläge, werden Sie feststellen, daß Sie doch noch einen Weg gefunden haben, die Problemzone Busen ganz gezielt zu trainieren.

7

Trainingsplan für Problemzone Busen

Übung Nr. zu Hause	Studio	Serien	Wiederholungen	Pause zwischen den Serien	Reihenfolge der Übungsdurchführung	Übungshäufigkeit pro Woche
17	17	2–6	10–15	1–1,5 min	2	2–3 x
18	18	2–4	10–15	1–1,5 min	1	2–3 x
21	22	2–4	10–15	1–1,5 min	3	2–3 x
29	27	2–6	10–20	1–1,5 min	4	2 x
	28	2–4	10–20	1–1,5 min	5	2 x

Ergänzung: Bei der Übung 27 reichen im Studio 2–4 Serien, während beim Training zu Hause Übung 29 mit 2–6 Serien durchgeführt werden sollte. Für das notwendige Stretching sollten verstärkt die Übungen 18, 19 und 20 trainiert werden. Besser ist es natürlich, auch die übrigen Übungen regelmäßig zu absolvieren.

Das Training für die Frau

Training der Problemzone Gesäß

»Ein völlig neues Hinterteil durch Training«, so oder ähnlich lauten häufig Artikel, welche die Vorzüge des Damen-Bodybuilding anpreisen. Was ist an solchen Behauptungen wahr, und kann die reißerische Anpreisung tatsächlich bestätigt werden? Bevor eine Antwort darauf gegeben wird, wollen wir einen kleinen Ausflug in die Anatomie unternehmen. Wie schon erwähnt (siehe auch 7.3), ist das weibliche Becken weitaus geräumiger und ausladender und nach unten weniger trichterförmig als das des Mannes. Umgeben wird es unter anderem von den Gesäßmuskeln, über denen wiederum ein starkes Fettpolster liegt. Somit wird klar, daß Sie an der Form des Beckens keinerlei Veränderungen vornehmen, den Spannungszustand der Gesäßmuskulatur und das Fettpolster jedoch nachhaltig beeinflussen können. Auch hier ist die Übungsauswahl und die Höhe des Widerstands bei der Übungsausführung von entscheidender Bedeutung. Nehmen wir einmal an, Sie wählen als Übung die Kniebeuge aus und benutzen ein Gewicht, das Sie maximal 8mal bewältigen können, und führen damit 6 Serien durch. Das heißt, Sie trainieren mit einer hohen Intensität und zwingen die Muskelfasern, sich im Rahmen der Anpassungsvorgänge zu vergrößern. Wenn Sie jetzt noch die Kniebeuge sehr tief ausführen (je tiefer, um so besser kommt die Gesäßmuskulatur ins Spiel), haben Sie die beste Voraussetzung geschaffen, ein Gewichtheber-Hinterteil zu bekommen, und das ist »gewaltig«. So, wie eben beschrieben, dürfen nur Frauen ihr Fortgeschrittenentrainingsprogramm aufbauen, die ihr vielleicht zu flaches Gesäß vergrößern wollen. Ein starkes Gesäß dagegen wird mit vielen Wiederholungen und niedrigen Widerständen bearbeitet. Dies wird aber oft auch nur dann zum Erfolg führen, wenn evtl. gleichzeitig die Ernährung umgestellt wird. Zusammenfassend kann also festgestellt werden, daß häufig mit den gleichen Übungen völlig verschiedene Ziele erreicht werden können.

Trainingsplan für Problemzone Gesäß

Übung Nr. zu Hause	Studio	Serien	Wiederholungen	Pause zwischen den Serien	Reihenfolge der Übungsdurchführung	Übungshäufigkeit pro Woche
46	46	3–4	8–10	1–1,5 min	1	3 x
51	50	3–6	10–25	1–1,5 min	2	3 x
53	52	3–4	10–25	1–1,5 min	3	2 x
55	54	3–6	10–20	1–1,5 min	4	3 x
61	61	3–6	10–15	1–1.5 min	5	3 x

124

Übung 61 zunächst ohne Gewichtsbelastung durchführen
Stretchingprogramm 3x
Aerobische Aktivitäten (z. B. Laufen, Radfahren, Aerobic 15–30 min) 2x
Ergänzung: Übung 57 und 58 kann zu Hause nur mit dem Eisenschuh trainiert werden (siehe Beschreibung). Übung 61 zunächst ohne Gewichtsbelastung durchführen.

Training der Problemzone Oberschenkel

Die Problemzone Oberschenkel zu trainieren und zu formen, ist wahrscheinlich von allen bisher angesprochenen Aufgaben die leichteste, vorausgesetzt es werden einige grundlegende Prinzipien beachtet. Zunächst einmal sollten der Oberschenkel in seiner Gesamtheit betrachtet und die Hauptpunkte der weiblichen Kritik erläutert werden. Nur wenige Frauen kritisieren die Muskelköpfe des vierköpfigen Schenkelstreckers in der Nähe des Kniegelenks. Im allgemeinen wünschen nur Frauen des leptosomen Typs eine Verstärkung der entsprechenden Muskulatur. Alle Bewegungen, die eine Beinstreckung bzw. Beinbeugung beinhalten, können hier sehr schnell eine Verbesserung einleiten. Wegen der oft zierlichen Gelenke sollte zunächst nur Beinstrecken und Beinbeugen an der Maschine bzw. mit dem Eisenschuh durchgeführt und auf Kniebeugen wegen der erhöhten Kniegelenksbelastung verzichtet werden. Der Übergang von der Hüfte zur äußeren Seite des Oberschenkels ist mit Beinabspreizen in jeder Form effektiv zu trainieren, nur sollte dabei auf eine gerade Haltung geachtet werden (siehe auch 3.15), um auch die entsprechende Muskulatur zu beanspruchen. Der wohl am häufigsten kritisierte Punkt ist die Innenseite der Oberschenkel, also der Bereich der Adduktoren. Auch beim Beinanspreizen darf der Widerstand, genau wie bei den Übungen für das Gesäß, nicht zu hoch sein, um übermäßiges Muskelwachstum zu vermeiden.

Zu starke Adduktoren werden von den wenigsten Frauen gewünscht und machen die Oberschenkel auch kaum attraktiver. Generell muß auch beim Training der Adduktoren an die entsprechenden Gegenspieler gedacht werden. Ein einseitiges Training kann im Extremfall zu einem völlig veränderten Gangbild führen, und dies dürfte wohl kaum das Ziel eines ernsthaften Trainings sein. Beinstrecken, Beinbeugen, Beinabspreizen und Beinanspreizen mit häufigen Wiederholungszahlen führt relativ schnell zu wohlgeformten Oberschenkeln, vorausgesetzt Sie achten auch auf eine kalorienbewußte Ernährung.

7

Trainingsplan für Problemzone Oberschenkel

Übung Nr. zu Hause	Studio	Serien	Wieder- holun- gen	Pause zwischen den Serien	Reihenfolge der Übungs- durchführung	Übungs- häufigkeit pro Woche
51	50	3–6	10–25	1–1,5 min	1	3 x
53	52	3–4	10–25	1–1,5 min	2	3 x
55	54	3–6	10–25	1–1,5 min	3	3 x
58	58	3–6	10–25	1–1,5 min	4	3 x
61	61	3–4	10–15	1–1,5 min	5	3 x

Training der Problemzone Bauch

Wenn die gesamte Taille zu stark ist, liegt dies nicht an mangelndem Training, sondern an einer falschen Ernährung. Hüten Sie sich vor Empfehlungen, das Problem nur mit Bauchmuskelübungen angehen zu wollen. Möglicherweise müssen Sie Ihr Training dann wegen auftretender Rückenschmerzen abbrechen. Einseitiges Bauchmuskeltraining ohne gleichzeitige Beanspruchung der Gesäß- und Rückenmuskulatur kann zu einer erhöhten Beanspruchung der Lendenwirbelsäule führen. Natürlich ist es richtig, daß eine funktionsfähige Bauchmuskulatur wie ein Korsett wirkt, aber kaum Einfluß auf die darüber liegenden Fettpolster hat.

Auch hier muß zunächst auf eine kalorienbewußte Ernährung geachtet und eventuell eine Verstärkung der aerobischen Aktivitäten (schnelles Gehen, Radfahren, Laufen) ins Auge gefaßt werden. Der nächste Schritt ist dann die richtige Auswahl von Übungen (z. B. Übung 42, 41, 44), um die Bauchmuskulatur gezielt zu trainieren, ohne den Rücken zu belasten. Ausgesuchte Übungen für die Antagonisten (Gegenspieler) ermöglichen Ihnen schließlich ein verletzungsfreies Training und brin-

Trainingsplan für Problemzone Bauch

Übung Nr. zu Hause	Studio	Serien	Wieder- holun- gen	Pause zwischen den Serien	Reihenfolge der Übungs- durchführung	Übungs- häufigkeit pro Woche
41	41	2–3	8–12	1–1,5 min	1	3 x
43	42	2–3	8–12	1–1,5 min	2	3 x
44	44	2–3	8–10	1–1,5 min	4	3 x
	48	2–3	8–12	1–1,5 min	5	3 x
47	47	2–6	8–12	1–1,5 min	3	3 x

Stretchingprogramm 3×
Aerobische Aktivitäten (z. B. Laufen, Radfahren, Aerobic 15–30 min) 2x
Ergänzung: Im Studio wird die Übung 47 nur mit einer Serienzahl von 2–3 durchgeführt, da mit Übung 48 eine weitere Rückenübung im Programm ist. Für das Training zu Hause gelten 3–6 Serien für die Übung 48, um auch die Rückenmuskulatur ausreichend zu trainieren. Zusätzlich kommen noch die beiden in der Übungsbeschreibung nicht erwähnten Übungen mit dem Stock hinzu. Frauen mit Rückenproblemen sind gut beraten, die Übungen konzentriert und ohne großen Bewegungsausschlag durchzuführen. Insgesamt 3 Serien mit 30–50 Wiederholungen.

gen Sie damit ganz gewiß etwas schneller an das Ziel Ihrer Wunschvorstellung.

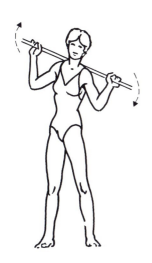
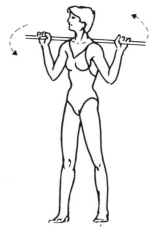

Rumpfbeugen seitwärts mit Stock
Leichte Seitgrätschstellung, mit Stock im Nacken abwechselnd nach rechts und links abbeugen.
Hauptwirkung: innerer und äußerer schräger Bauchmuskel, gerader Bauchmuskel und zahlreiche Muskeln des Gesäßes und des Rückens

Rumpfdrehen mit Stock
Leichte Seitgrätschstellung, mit Stock im Nacken Oberkörper abwechselnd nach rechts und links drehen.
Hauptwirkung: innerer und äußerer schräger Bauchmuskel, gerader Bauchmuskel und zahlreiche Muskeln des Gesäßes und des Rückens

Kapitel 8
Bedeutung der ergänzenden Sportarten

Wenn Sie Bodybuilding aus Überzeugung und möglicherweise auch noch mit sehr viel Freude durchführen, betrachten Sie vielleicht Gymnastik als reine Zeitverschwendung. Viele Kraftsport-Enthusiasten lehnen jede Tätigkeit ab, die ihnen die Zeit für das in ihren Augen richtige Training stiehlt. Vergessen wird dabei die Tatsache, daß Gymnastik es erst möglich macht, über lange Jahre mit hoher Intensität verletzungsfrei zu trainieren. Untersuchungen haben ganz klar gezeigt, daß gymnastisch gut durchgebildete Sportler bis zu 50% weniger Verletzungen erlitten haben als ihre untrainierten Kollegen. Allein diese Tatsache dürfte schon Grund genug sein, Gymnastik regelmäßig durchzuführen.

Unter der modernen, zeitgemäßen Gymnastik versteht man eine leichte körperliche Aktivität durch verschiedene Übungen, die den Körperbau harmonisieren und den Schäden der Zivilisation vorbeugen. Man kann Gymnastik auch als Bodybuilding mit leichter Intensität bezeichnen. Alle Übungen, die häufig mit mittleren bis hohen (15–30) Wiederholungszahlen durchgeführt werden, haben einen mehrfachen Trainingseffekt.

Zunächst einmal wird der Körper gut aufgewärmt und auf das Bodybuilding-Training vorbereitet. Die hohen Wiederholungszahlen fördern zudem die Blutzufuhr, und damit bilden sich mit der Zeit mehr Kapillargefäße. So wird die Blutzufuhr verbessert, und die nach dem Training bestehenden Abfallstoffe werden schneller beseitigt.

Auch werden Bänder und Sehnen, die zu den wenig durchbluteten Strukturen gehören, durch die häufigen Wiederholungen vermehrt mit Blut und damit mit Nährstoffen versorgt. Stärkere Sehnen und Bänder können auch ein Bodybuilding-Training mit höchster Intensität verkraften.

Regelmäßige Gymnastik sollte schon deshalb betrieben werden, um die Diskrepanz zwischen dem langsamen Wachstum der stüt-

zenden Strukturen und dem schnellen Muskelwachstum zu verringern.
Der größte Vorteil liegt in der Unabhängigkeit von Ort und Zeit. Man
kann immer und überall die entsprechenden Übungen durchführen,
und Ihr Körper wird Ihnen den Trainingsfleiß durch größeres Wohlbefinden danken.

Mehr Leistung mit gedehnten Muskeln

Von jeher schon gehörten die Geräteturner zu den muskulösesten und
gleichzeitig auch zu den beweglichsten Sportlern. Hier zumindest
stimmt das Vorurteil nicht, daß ein muskulöser Athlet nicht beweglich
sein könne. Allerdings absolvieren die Geräteturner das umfassendste
Gymnastikprogramm aller Sportler, das schon immer viele Dehnungsübungen beinhaltete.

Der Amerikaner Bob Anderson hat diese Dehnungstechniken modifiziert und unter der Bezeichnung »Stretching« weltweit bekannt gemacht.

Stretching ist mittlerweile sowohl in medizinischen als auch Leistungs-
sport-Kreisen anerkannt und unumstritten und sollte auch Bestandteil
eines Bodybuilding-Trainingsplans sein. Bodybuilder müssen oft ihre
Muskulatur bis auf das Äußerste entwickeln, um mit der heutigen Leistungsentwicklung Schritt halten zu können. Dabei werden die Gelenke manchmal über Gebühr beansprucht, und es kommt zu schmerzhaften Erscheinungen, die bei richtigem Trainingsaufbau nicht auftreten würden.

Um diesen Gefahren zu begegnen, gehören geeignete Dehnungsübungen unabdingbar in das Trainingsprogramm eines jeden Kraftsportlers.
Man sollte sich vor Augen halten, daß man dadurch nicht nur gesün-
der bleibt, sondern auch die körperliche Beweglichkeit verbessert;
eine ausgeprägte Beweglichkeit wiederum ist die wichtigste Voraussetzung für eine technisch saubere Bewegungsausführung. Sollten
Sie immer noch nicht überzeugt sein, so bedenken Sie doch folgende
Tatsachen:

8

Stretching vermindert die Gefahr von Verletzungen, und so kann
man häufiger und härter trainieren. Ferner wird durch Stretching der
Bewegungsspielraum vergrößert, und die Muskeln können über einen längeren Weg kontrahieren. Das Ergebnis ist ein größerer Zugewinn an Muskelmasse, und darum geht es ja auch im Bodybuilding.

Hier nun einige Grundsätze, die für ein gezieltes Dehnungsprogramm von Bedeutung sind und beachtet werden sollten.

Was erreichen wir mit Dehnungsübungen?

- Normalisierung der Muskelspannung
- Größeren Bewegungsausschlag
- Vermeidung von Verletzungen (ein vorgedehnter Muskel verträgt höhere Belastungen)
- Lösung von Verspannung
- Bessere Leistungen beim Training und Wettkampf

Welche Muskelgruppen sollen gedehnt werden?

Vorrangig alle Muskelgruppen, die die sogenannten gefährdeten Bereiche aller Kraftsportler umgeben. Zu diesen Bereichen zählen die Hals- und Lendenwirbelsäule sowie Schulter-, Ellenbogen-, Hand-, Hüft-, Knie- und Sprunggelenk.

Die gefährdeten Bereiche des Kraftsportlers

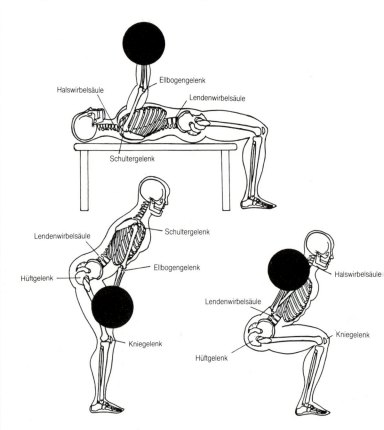

130

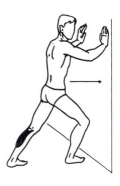

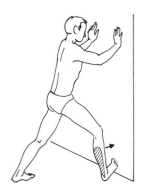

1 Dehnung der Wadenmuskulatur, vor allem oberer Bereich;
Fuß steht gerade, ganzflächig und weit genug nach hinten gesetzt bei gestrecktem Knie;
Spannung wird durch Beckenbewegung reguliert;
aktives Stretching 10 sek vor und 20 sek nach dem Training

3 Dehnung im unteren Waden- und Achillessehnenbereich;
mit den Händen an einer Wand abstützen und ein Bein leicht zurückstellen. Vorderen Fuß schräg vor der Wand aufstellen, daß der Fußballen mit der Wand Kontakt hat, und langsam das Knie Richtung Wand drücken;
aktives Stretching 10 sek vor und 20 sek nach dem Training

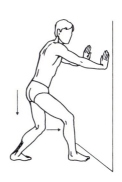

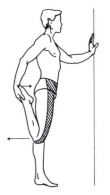

8

2 Dehnung im unteren Waden- und Achillessehnenbereich;
Fuß steht gerade und ganzflächig, dann Hüfte und Knie beugen;
aktives Stretching 10 sek vor und 20 sek nach dem Training

4 Dehnung der Kniegelenksstrecker und Hüftbeuger;
entspannt aufrecht stehen, Ferse gegen Gesäß drücken und Knie nach hinten bewegen;
aktives Stretching 10 sek vor und 20 sek nach dem Training

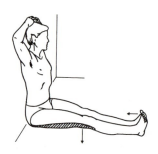

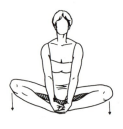

5 Dehnung für Kniegelenksbeuger;
ganz dicht und aufrecht an Wand anlehnen, Knie gestreckt (Oberschenkelstrecker ganz locker), beide Füße angezogen;
die Übung ist etwas leichter bei hängenden Armen;
aktives Stretching 10 sek vor und 20 sek nach dem Training

7 Adduktorendehnung;
aufrecht sitzen, beide Füße ganz dicht an den Körper führen und mit Händen halten, Knie entspannt fallenlassen und ruhig atmen, durch Beckenkippung nach vorne und Oberkörperneigung wird Dehnung verstärkt;
aktives Stretching 10 sek vor und 20 sek nach dem Training

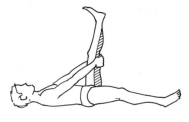

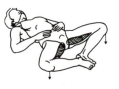

6 Dehnung für Kniegelenksbeuger;
Rückenlage, ein Bein gebeugt, das andere gestreckt. Mit beiden Händen die Rückseite des gebeugten Oberschenkels umfassen und langsam das Knie strecken. Zur Verstärkung der Dehnung kann noch die Ferse nach oben gestreckt und können die Zehen zum Körper gezogen werden;
aktives Stretching 10 sek vor und 20 sek nach dem Training

8 Adduktorendehnung;
bequeme Rückenlage, weit angezogene Beine seitlich gespreizt, daß sich die Fußsohlen berühren; Dehnung wird verstärkt durch aktives Absenken beider Knie;
aktives Stretching 10 sek vor und 20 sek nach dem Training

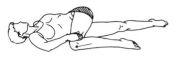

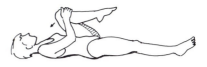

9 Dehnung des kleinen und mittleren Gesäßmuskels, der Hüftaußenrotatoren;
zuerst bequeme Rückenlage, ein Bein locker gestreckt, das zweite Bein rechtwinklig in Hüfte und Kniegelenk gebeugt über das andere Bein legen, während die Schultern ruhig liegenbleiben, dann mit einer Hand das Knie weiter nach oben ziehen, auf ruhige Atmung achten;
aktives Stretching 10 sek vor und 20 sek nach dem Training

11 Dehnung des Gesäß- und Lendendarmbeinmuskels, der Kniegelenksbeuger und Adduktoren;
Rückenlage mit gebeugten Beinen. Mit beiden Händen ein Bein umfassen (bei Bewegungseinschränkung Hände auf die Oberschenkelrückseite) und zur Brust ziehen. Das andere Bein langsam strecken und Kontakt zum Boden suchen, bis Dehnungsgefühl spürbar wird;
aktives Stretching 10 sek vor und 20 sek nach dem Training

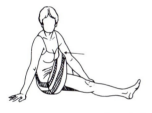

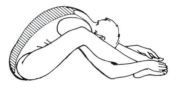

10 Dehnung der Gesäßmuskeln, der Oberschenkelbeuger und des Oberschenkelfascienspanners;
zuerst mit gestrecktem Bein bequem sitzen, dann ein Bein beugen und den Fuß außerhalb des anderen Beins auf den Boden stellen, nun mit dem Oberarm gegen das gebeugte Knie drücken, während sich die Hand am anderen Bein abstützt, ruhige Atmung und aufgerichtete Wirbelsäule beachten;
aktives Stretching 10 sek vor und 20 sek nach dem Training

12 Dehnung der langen Rückenstreck-, Nacken- und Gesäßmuskulatur;
bequemer Sitz mit gespreizten und leicht gebeugten Beinen. Becken nach vorne kippen und Oberkörper beugen. Arme greifen unter den Unterschenkeln nach außen durch und Hände werden auf die nach außen gerichteten Fußrücken gelegt. Über den Zug der Arme den Oberkörper weiter nach vorne neigen, bis Dehnung eintritt;
aktives Stretching 10 sek vor und 20 sek nach dem Training

8

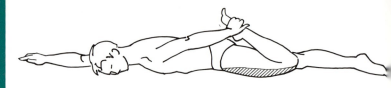

13 Dehnung des geraden Schenkelstreckers und Lendendarmbeinmuskels;
Bauchlage, ein Arm gestreckt, Blick Richtung Boden gerichtet, mit der anderen Hand Fußrücken umfassen und Ferse bei gestrecktem Hüftgelenk zum Gesäß ziehen. Fortgeschrittene können die Dehnung durch Unterlegen eines Handtuchs unter den Oberschenkel verstärken;
aktives Stretching 10 sek vor und 20 sek nach dem Training

Hüfte von der Wand etwas entfernen und die Hände tiefer setzen, bis die gewünschte Dehnung eintritt; auf ruhige Atmung achten;
aktives Stretching 10 sek vor und 20 sek nach dem Training

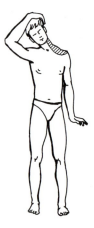

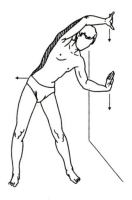

15 Dehnung der seitlichen Armmuskulatur;
schulterbreiter Stand, Kopf zur Seite legen und mit der Hand in der Endposition fixieren (nicht am Kopf ziehen). Die Hand des anderen herunterhängenden Armes langsam Richtung Boden drücken, um die Dehnung zu verstärken. Wegen der Empfindlichkeit der Halswirbelsäule sind ruckartige Zugbewegungen am Kopf zu vermeiden;
aktives Stretching 10 sek vor und 20 sek nach dem Training

14 Dehnung der Flankenmuskulatur und der Oberarmstrecker sowie Adduktoren;
im Abstand von etwa 50 cm zu einer Wand mit gestreckten Beinen bei schulterbreit parallel gestellten Füßen den Rücken ohne Verdrehung seitwärts neigen, bis die Hände senkrecht übereinander die Wand berühren; nun die

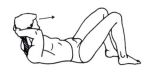

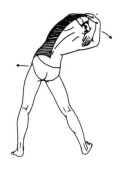

16 Dehnung der Nackenmus-
keln;
bequeme Rückenlage bei ange-
winkelten, schulterbreit stehenden Beinen, dann mit den am
Hinterkopf gefalteten Händen
den Kopf nach oben und vorne
drücken, bis deutliche Dehnung
eintritt;
aktives Stretching 10 sek vor und
20 sek nach dem Training

den gebeugten Arm hinter den
Kopf führen, während sich der
Oberkörper zur Seite neigt; die
Dehnung verstärkt sich, wenn die
Hüfte seitlich in den Spannungs-
bogen verschoben wird; auf ruhige Atmung achten;
aktives Stretching 10 sek vor und
20 sek nach dem Training

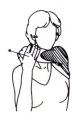

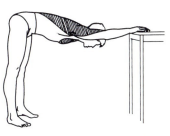

17 Dehnung der hinteren Schultermuskeln und der Oberarmstrecker;
in bequemem Stand Arm bei gebeugtem Ellenbogen in Halshöhe
führen und mit der anderen Hand
weit nach seitlich hinten drücken;
aktives Stretching 10 sek vor und
20 sek nach dem Training

18 Dehnung der seitlichen Len-
den- und Bauchmuskeln, des
breiten Rückenmuskels, des
Oberarmstreckers und der Adduktoren;
bei gestreckten und gespreizten
Beinen aufrecht stehen, dann

19 Dehnung des breiten Rük-
kenmuskels, einiger kleiner
Schultermuskeln und des großen
Brustmuskels;
bei gespreizten gestreckten Beinen und rechtwinklig in der Hüfte
gebeugtem Oberkörper die
schulterbreit gestreckten Arme
auf Tisch legen, dann den Oberkörper bis zur erwünschten Dehnung nach unten drücken, ruhig
weiteratmen;
aktives Stretching 10 sek vor und
20 sek nach dem Training

8

20 Dehnung der Brust- und Schultermuskulatur, des Ellbogens- und der Handgelenksbeuger;

gestreckten Arm etwas über Schulterhöhe heben und mit der Hand Kontakt zur Wand suchen. Jetzt Kopf und Oberkörper in die Gegenrichtung drehen und dabei Schulter etwas nach vorne verlagern bis Dehnungsgefühl spürbar wird;

aktives Stretching 10 sek vor und 20 sek nach dem Training

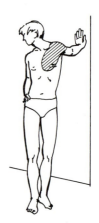

Die Notwendigkeit des Ausdauertrainings

Viele Kraftsportanhänger halten Ausdauertraining für überflüssig, weil sie der Meinung sind, Bodybuilding bzw. Krafttraining reiche dafür völlig aus. Auf die lokale Muskelausdauer bezogen, kann man die Aussage gelten lassen, für die Schulung der allgemeinen Ausdauer müssen jedoch bestimmte Voraussetzungen erfüllt sein:

1. Beteiligung von mindestens ⅙ der gesamten Skelettmuskulatur (z. B. Laufen – beide Beine umfassen ca. 34% der gesamten Skelettmuskulatur).

2. Man sollte mit mindestens 50% der Herz-Kreislauf-Leistungsfähigkeit trainieren (Faustformel für Anfänger: 180 minus Lebensalter = Arbeitspuls).

3. Die Dauer des Trainings sollte die 3-Minuten-Grenze nicht unterschreiten. Hier muß man zwischen Kurzzeitausdauer (3–10 min), Mittelzeitausdauer (11–30 min) und Langzeitausdauer (über 30 min) unterscheiden.

4. Die Muskulatur muß dynamisch beansprucht werden. Das kann aufgrund des Zeitfaktors nur gegen einen geringen Widerstand geschehen.

Folgende Ausdauersportarten bieten sich für den Bodybuilder besonders an: Laufen, Radfahren, sportliches Gehen (Walking), Bergwandern und Skilanglauf.

Auf Schwimmen als Ausdauersportart sollten aktive Leistungs-Bodybuilder wegen der Verringerung der Muskelspannung verzichten, zumal wenn danach noch ein Muskeltraining durchgeführt werden soll. Für Breitensportler ist Schwimmen jedoch sehr gut geeignet, weil der Auftrieb im Wasser den Körper entlastet und möglichen Schäden vorbeugt.

Skilanglauf ist die wohl effektivste Ausdauersportart, aber in unseren Breitengraden nur kurze Zeit durchführbar. An zweiter Stelle ist Radfahren wegen der geringen Gelenkbelastung zu empfehlen. Bodybuilder sind oft, selbst im austrainierten Zustand, schwergewichtige Athleten, die nur ungern ihre Masse laufend bewegen.

Der Läufer bzw. Fitneß-Sportler versteht die Abneigung mancher Bodybuilder gegen seinen Sport nicht, ist das Laufen doch dem Menschen angeboren und für ihn die natürlichste Fortbewegungsart. Verständlicher wird die Reaktion schwerer Sportler, wenn man bedenkt, daß pro gelaufenem Kilometer ca. 500 heftige Stöße abzufangen sind und dadurch Sprung-, Knie- und Hüftgelenk aufs Äußerste belastet werden. Die gleichen Gelenke müssen aber schon beim Bodybuilding (z. B. bei Kniebeugen) hohe Drücke verkraften, daß für Athleten ab ca. 80 kg schnelles Gehen mit Zusatzbelastung (Power Walking) geeigneter erscheint. Ihr Körper wird auch so, ohne große Gelenkbelastung, sehr gut konditioniert. Viele Kraftsportler lehnen ein Ausdauertraining wegen der angeblichen Verringerung der schwer erarbeiteten Muskelmasse ab.

Aerobisches Training verringert selbstverständlich kein Muskelgewebe, sondern nur den Anteil des subkutanen Fettgewebes und bewirkt zusätzlich folgende positive Veränderungen im Körper:

- Verbesserung der Sauerstoffaufnahmefähigkeit
- Verbesserung der Sauerstoffversorgung des Herzens
- Vergrößerung des Lungenvolumens
- Vergrößerung des Herzens
- mehr Hämoglobin im Blut und damit verbessertes Sauerstofftransportvermögen
- Verminderung der Atemnot
- verbesserter Stoffwechsel
- größerer Kalorienverbrauch
- gute Verdauung

8

Kapitel 9
Ein Sport für alle Altersgruppen

Zunächst einmal ist jeder für Body-Building und Krafttraining geeignet, der noch in der Lage ist, seine Gliedmaßen zu bewegen. Viele werden diese Aussage als überzogen und provokativ betrachten. Aber es gibt tatsächlich keinen vernünftigen Grund, ein auf die persönlichen Bedürfnisse zugeschnittenes Programm zu meiden. Natürlich ist bei bestimmten Krankheitsbildern Rücksprache mit dem Arzt notwendig, und die sollte auch unbedingt wahrgenommen werden. Wenn Sie das Glück haben, einen Arzt zu kennen, der die Grundsätze des Body-Buildings bzw. Krafttrainings beherrscht, lassen Sie sich bei der Übungsauswahl von ihm beraten. Krankengymnasten und Physiotherapeuten sind aufgrund ihrer Ausbildung auch in der Lage, Ihnen zu erklären, welche Übungen Sie vermeiden sollten. Eine weitere Möglichkeit ist der Weg zu einem guten Fitneßstudio bzw. Verein, der einen Trainer mit entsprechender Qualifikation beschäftigt. Scheuen Sie sich nicht, nach der Ausbildung zu fragen und sich die Trainingsmethodik erläutern zu lassen.

Sie erkennen sehr schnell, ob Sie sich dort in guten Händen befinden und auf Ihre persönlichen Bedürfnisse eingegangen wird. Generell ist ein Training auch bei schweren körperlichen Schäden möglich, nur müssen Ihnen die Grenzen der Belastbarkeit bekannt sein. Eine entsprechende Hilfestellung, sie zu erkennen und zu verwerten, möchte Ihnen das Buch im 10. Schritt geben.

Gesund und stark heranwachsen

Häufig haben Eltern Bedenken, daß jede Form von Gewichtstraining das Wachstum der Kinder hemmen und Schäden an der Wirbelsäule bzw. in Gelenken provozieren könnte. Schon 1953 wurde eine umfangreiche Untersuchung in der Versuchsabteilung für Gewichtheben in der Kindersportschule der Gewerkschaft in Leningrad durchgeführt, die sich mit eben diesen Fragen beschäftigte. Unter der Leitung von Prof. A. J. Kuratschenkow wurden 14- bis 16jährige Jungen trainiert und gleichzeitig einer sorgfältigen medizinischen und pädagogischen Beobachtung unterzogen. Wegen der Vergleichbarkeit wurde auch eine Kontrollgruppe von jungen Schwimmern gleichen Alters hinzugezogen. Alle Untersuchungen haben eindeutig ergeben, daß die Vorurteile, ein Training mit Gewichten rufe krankhafte Erscheinungen hervor, nicht haltbar sind.

Alle Veränderungen, die sich am Skelett und an der Wirbelsäule ergeben haben, waren positiver Natur und geeignet, die Stabilität zu erhöhen. Selbst eine Verbesserung des Muskelkorsetts und damit eine in unmittelbarem Zusammenhang stehende Korrektur bestehender Haltungsschäden wurde beobachtet. Es würde hier den Rahmen sprengen, die genaue Fragestellung der Untersuchung und sämtliche Untersuchungsergebnisse zu beschreiben und sie zu erläutern.

Bis auf eine Erhöhung der Erkältungskrankheiten, die auf eine mangelnde organische Abhärtung durch ein Training in geschlossenen Räumen zurückzuführen ist, waren alle anderen Ergebnisse positiv. Mit dieser Untersuchung, die auch durch andere im Laufe der Jahre untermauert wurde, ist auch schon die Frage nach dem Beginn eines Körpertrainings mit Gewichten weitestgehend beantwortet. Ich persönlich nehme in meine Trainingsgruppe Kinder bzw. Jugendliche erst ab 13–14 Jahren auf, weniger wegen der Befürchtung von Körperschäden, sondern andere Erwägungen spielen hier eine Rolle. Kinder haben einen ausgeprägten Spieltrieb und sind nur schwer, isoliert von anderen, an einer Maschine zu trainieren. Ferner werden koordinative Fähigkeiten, entgegen häufig anderslautenden Behauptungen, beim Body-Building kaum trainiert. Sie entwickeln sich im 11./12. Lebensjahr am intensivsten und sollten durch eine dafür geeignete Sportart gefördert werden. Eine gute Koordination führt später beim Krafttraining bzw. Body-Building zu einer positiven Bewegungsvorstellung und damit verbundenen schnellen Leistungssteigerung. Ein gezieltes Muskeltraining, gleich welcher Art, führt nach der Pubertät zu einem gesunden Heranwachsen unserer Jugend und vermeidet frühe Abnutzungserscheinungen.

Vital und dynamisch in die zweite Lebenshälfte

9

Mit 35 bis 40 Jahren haben wir uns im allgemeinen unseren Platz in der Arbeitswelt erobert, den es zu behaupten gilt. Die damit verbundene gesellschaftliche Anerkennung wollen wir um keinen Preis aufgeben und trachten danach, unsere berufliche Karriere voranzutreiben. Ständige hohe seelische Anforderungen können zu Nervosität, Schlafstörungen und Unausgeglichenheit, Herzrasen und Denkblockaden führen, um nur einige Alarmreaktionen zu nennen. Tabletten- und Nikotinmißbrauch sowie Übergewicht tun ein übriges, um unsere Gesundheit anzugreifen. Durchbrechen Sie den Teufelskreis mit Hilfe eines gezielten Body-Building-Lebensstils. Ein behutsames Training, verbunden mit einer vernünftigen Ernährung, führt schnell zu den gewünschten Erfolgen. Sie gewinnen Ihre verlorene Muskelmasse zurück und verringern ständig Ihren Körperfettanteil durch höheren Kalorienverbrauch. Eine verbesserte Durchblutung der Muskulatur vermindert die Gefahr von Verspannungen und kann schmerzhaften Rückenbeschwerden vorbeugen. Ihre Bewegungsabläufe harmonisieren sich, und Sie können sich schneller nach Streßsituationen entspannen.

Die Fähigkeit, sich schneller zu entspannen, hilft Ihnen, Frustrationen im Büro zurückzulassen. Vitalität bedeutet auch Lebenskraft, und dazu gehört eine stabile Gesundheit. Fangen Sie noch heute an, sie zu erwerben, daß Sie auch noch später die Früchte Ihrer Arbeit genießen können.

Sagen Sie »Nein« zum Altern

1900 betrug die durchschnittliche Lebenserwartung bei Männern 47 und bei Frauen 50 Jahre, heute ist sie auf über 70 Jahre angestiegen. Damit hat sich natürlich auch der prozentuale Anteil älterer Menschen in der Bevölkerung erhöht. Der Deutsche Sportbund hat dem durch eigene Seniorenprogramme Rechnung getragen, die mit Begeisterung angenommen werden. Mit dem Krafttraining im Alter hat man noch so seine Probleme, wird doch immer wieder einmal von sportmedizinischer Seite davor gewarnt. Häufige Argumente sind die Atempressung und hohe Gelenkbelastung bei einer schon bestehenden Arthrose. Ferner wird das Ausdauertraining als Präventivtraining für Herz und Kreislauf gerade dem älteren Menschen empfohlen. Stolz wird auf großartige Leistungen von 70- bis 80jährigen Marathonläufern hingewiesen, ohne gesundheitliche Risiken anzusprechen. Auch ich finde diese Leistungen großartig, und es ist schon imponierend, wenn mich ein 60jähriger bei einem meiner sporadischen Marathonläufe überholt. Nur muß auch klargestellt werden, daß bei keinem altersgemäßen Bodybuilding-Training solche Gelenkbelastungen auftreten wie bei einem Marathonlauf.

Ausdauertraining im Alter ist wichtig, aber genauso wichtig ist auch ein gezieltes Muskeltraining. 40% aller Frühberentungen sind auf Rückenleiden zurückzuführen, und es kann gezielt durch geeignete Übungen darauf Einfluß genommen werden. Muskeln stützen und führen ein Gelenk und beugen somit in gut trainiertem Zustand einem vorzeitigen Verschleiß vor. Arthrose muß nicht nur durch Überforderung und falsche Gelenkstellung entstehen, sondern oft ist auch eine mangelnde

Ernährung des Knorpels durch fehlende Bewegung verantwortlich. Die ideale Kombination ist ein gezieltes gelenkschonendes Ausdauertraining in Verbindung mit einem Beweglichkeits- und Muskeltraining. Bei Senioren sollten höhere Wiederholungszahlen bei einer mittleren Intensität angestrebt werden. Schwere, sogenannte Grundübungen wie Kreuzheben, Bankdrücken bzw. Kniebeugen sind ganz zu vermeiden, zumindest müssen sie mit leichten Widerständen durchgeführt werden. Generell sollte die Belastung so gewählt werden, daß eine Atempressung vermieden wird. Sie haben es in der Hand, ob Altern Fluch oder Segen wird. Bewegung ist eine der wichtigsten Voraussetzungen für ein gesundes Leben und gibt uns die Möglichkeit, biologisch jünger zu bleiben. Auch Sie haben die Wahl, als Fünfzigjähriger die äußere Erscheinung und das innere System eines Fünfunddreißigjährigen oder Fünfzigjährigen zu haben.

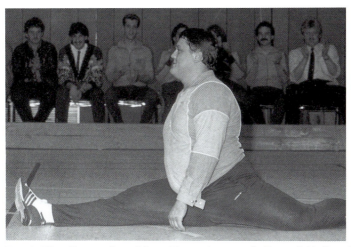

Regelmäßige Gymnastik und Stretching verbessern die Beweglichkeit und vergrößern den Bewegungsspielraum in jedem Alter. Dies beweist eindrucksvoll Welt- und Europameister der Gewichtheber im Superschwergewicht Manfred Nerlinger.

9

Kapitel 10
Präventions- und Rehabilitationstraining

Unter einem Präventionstraining versteht man im allgemeinen die Durchführung unterschiedlicher Trainingsformen, die eine vorbeugende Wirkung haben. Der Sinn liegt darin, der Unterbeanspruchung im körperlichen und der Überbeanspruchung im seelischen Bereich entgegenzuwirken. In einer Zeit, in der die Kosten der Krankenversorgung in astronomische Höhen schnellen, sind wirksame und rasche Bekämpfungsmaßnahmen gefordert. Unabhängig von der Kostenentwicklung im Gesundheitswesen möchte natürlich jeder normal veranlagte Mensch möglichst gesund und leistungsfähig die verschiedenen Stationen seines Lebens durchwandern.

Um gesund zu bleiben, muß sich zunächst einmal die Erkenntnis durchsetzen, alle Risikofaktoren zu vermeiden. Die größten Risikofaktoren für die Gesundheit sind:

– körperliche Inaktivität
– Streß
– Übergewicht
– Genußgifte (z. B. Nikotin, Alkohol)
– wenig Schlaf
– Medikamentenmißbrauch

Trotz aller Risikofaktoren können Sie sich unter Umständen sogar wohl fühlen, jedoch kann Wohlbefinden nur ein subjektives Symptom der Gesundheit sein. Ohne die weiteren Risikofaktoren zu unterschätzen, sollte im Rahmen eines Trainingsbuchs nur auf die Folgen der körperlichen Inaktivität, auch als Bewegungsmangel definiert, eingegangen werden. Bewegungsmangel hat immer, sowohl auf den Haltungs- und Bewegungsapparat als auch auf die inneren Organe, negative Auswirkungen. Ein gutes Präventivtraining hat somit die Aufgabe, ganz gezielt den Bewegungsmangel auszugleichen, um Funktionsstörungen und Organschäden zu verhindern.

Folgende Trainingsformen kommen dafür in Betracht:

– Ausdauertraining zur Stärkung und Verbesserung des Herz-Kreislauf-Systems
– Koordinationstraining zur Verbesserung des Zusammenwirkens von Zentralnervensystem und Skelettmuskulatur
– Krafttraining zur Stärkung des Muskel- und Bandapparats
– Beweglichkeitstraining zur Verbesserung der Flexibilität der einzelnen Gelenke

Auf die Verbesserung der Schnelligkeit als eine der motorischen Grundeigenschaften kann im Rahmen eines Präventivtrainings verzichtet werden. Zusammenfassend läßt sich feststellen, daß jede Form eines altersgemäß aufgebauten Trainings gleichzeitig auch ein Präventivtraining ist, nur sollte es vielseitig sein.

Rehabilitationstraining im Kraftbereich

Der Schwerpunkt des Rehabilitationstrainings muß in einer möglichst umfassenden Wiederherstellung der alten Leistungsfähigkeit und der psychischen Stabilisierung liegen. Naturgemäß wird sich ein Body-Building-Buch in erster Linie mit Rehabilitationsübungen aus dem Kraftbereich befassen und die Bereiche der Ausdauer, Beweglichkeit und Koordination nur am Rande berühren. Dagegen gliedert sich ein richtig aufgebautes Rehabilitationstraining in verschiedene Phasen auf, und je nach Trainingsziel werden verschiedene Trainingsformen, Trainingsmethoden sowie Trainingsmittel eingesetzt. Es bedarf keiner allzu großen Phantasie, daß ein solches Training nur von einem geübten Therapeuten oder fachkundigen Fitneß-Trainer durchgeführt werden kann. Das richtige Erkennen der momentanen Leistungsfähigkeit und Belastbarkeit sowie das Lehren und Überwachen von Bewegungsabläufen setzt einen großen Erfahrungsschatz voraus. Dieses Buch will und kann diesen Anspruch nicht erfüllen, insofern ist es wohl richtiger, bei den empfohlenen Übungen von rehabilitativ begleitenden Maßnahmen zu sprechen. Natürlich ist ein Muskelaufbautraining mit Maschinen bzw. Kurz- und Langhantel bei entsprechender Übungsauswahl geeignet, Anpassungsvorgänge im Muskel- und Bandapparat auszulösen.

Der Abbau der Muskelatrophie und die Veränderung der Muskelstruktur sind die erwünschten Trainingsziele des Muskelaufbautrainings als Rehabilitationsmaßnahme. Eine gut ausgebildete Muskulatur ist in der Lage, Gelenke zu stabilisieren und Haltungsschwächen zu kompensie-

10

ren. Die folgenden empfohlenen Übungen sind so zusammengestellt, daß sie bei dem Großteil der Trainierenden die angesprochenen positiven Veränderungen bewirken.

Dennoch kann es vorkommen, daß Sie bei einer bestimmten Übung ein unangenehmes Gefühl oder vielleicht sogar Schmerzen verspüren. Nehmen Sie dann ruhig die Übung aus Ihrem Programm, denn der Schmerz ist immer ein Warnsignal und sollte deshalb beachtet werden. Nachdem auch bei jedem einzelnen der Grad der Schädigung verschieden stark ausgeprägt ist, können keine festen Serien und Wiederholungszahlen angegeben werden. Bewegen Sie sich nur im Rahmen von Richtwerten und vermeiden Sie jede Überforderung. Das Wichtigste bei einem Rehabilitationstraining ist die Beständigkeit, und die sollte wohl für jedermann erreichbar sein.

In den folgenden Programmen werden Übungsempfehlungen ausgesprochen, die bei Rückenbeschwerden und Haltungsabweichungen bei einer sachgemäßen Ausführung zur Besserung führen können. Beginnende Rückenbeschwerden sind die wohl häufigste Ursache, ein Körpertraining aufzunehmen, und deshalb wurde auch diesen Programmen absolute Priorität eingeräumt.

Trainingsprogramm für den Hohlrücken

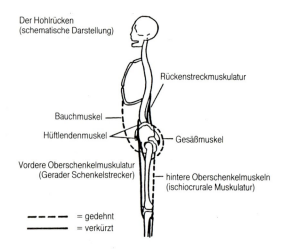

Der Hohlrücken
(schematische Darstellung)

Rückenstreckmuskulatur

Bauchmuskel

Hüftlendenmuskel

Gesäßmuskel

Vordere Oberschenkelmuskulatur
(Gerader Schenkelstrecker)

hintere Oberschenkelmuskeln
(ischiocrurale Muskulatur)

- - - - = gedehnt
———— = verkürzt

Folgende Muskelpartien müssen gedehnt werden:
– untere Rückenstreckmuskulatur
– Hüftlendenmuskulatur
– vordere Oberschenkelmuskulatur

Folgende Muskelpartien müssen gekräftigt werden:
– Bauchmuskulatur
– Gesäßmuskulatur
– hintere Oberschenkelmuskulatur

Übungsempfehlung

Übung Nr. zu Hause	Studio	Serien	Wieder-holun-gen	Pause zwischen den Serien	Reihenfolge der Übungs-durchführung	Übungs-häufigkeit pro Woche
41	41	2–6	10–15	2–2,5 min	1	2–3 x
46	46	2–6	10–15	2–2,5 min	2	2–3 x
51	50	2–6	10–15	2–2,5 min	3	2–3 x
53	52	2–4	10–15	2–2,5 min	4	2–3 x
55	54	2–4	10–15	2–2,5 min	5	2–3 x
58	58	2–6	10–15	2–2,5 min	6	2–3 x

Ergänzung: Bei der Übung 58 muß beim Heimtraining der Eisenschuh benutzt werden. Bei Übung 47 sollte das gesamte Becken aufliegen, um den unteren Teil der Rückenstreckmuskulatur nicht ins Spiel zu bringen.
Möglichst gesamtes Stretchingprogramm durchführen, wie in Kapitel 8 dargestellt, mit stärkerer Berücksichtigung der Stretchingübungen 4, 5, 12, 13.

Trainingsprogramm für den Hohlrundrücken

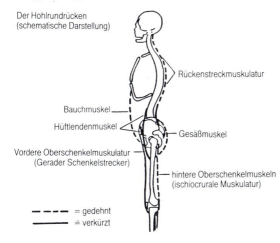

Der Hohlrundrücken (schematische Darstellung)

Rückenstreckmuskulatur

Bauchmuskel

Hüftlendenmuskel

Gesäßmuskel

Vordere Oberschenkelmuskulatur (Gerader Schenkelstrecker)

hintere Oberschenkelmuskeln (ischiocrurale Muskulatur)

– – – – = gedehnt
———— = verkürzt

Folgende Muskelpartien müssen gedehnt werden:
– Brustmuskulatur
– untere Rückenstrecker
– Hüftlendenmuskulatur
– vordere Oberschenkelmuskulatur

Folgende Muskelpartien müssen gekräftigt werden:
– Bauchmuskulatur
– mittlere und obere Rückenstreckmuskeln
– hintere Oberschenkelmuskulatur
– Gesäßmuskeln
– hintere Schultergürtelmuskulatur

10

Übungsempfehlung

Übung Nr. zu Hause	Übung Nr. Studio	Serien	Wieder-holun-gen	Pause zwischen den Serien	Reihenfolge der Übungs-durchführung	Übungs-häufigkeit pro Woche
17	17	2–4	10–15	2–2,5 min	3	2–3 x
18	18	2–4	10–15	2–2,5 min	4	2–3 x
36	39	2–6	10–15	2–2,5 min	5	2–3 x
41	41	2–6	10–15	2–2,5 min	1	2–3 x
46	46	2–6	10–15	2–2,5 min	2	2–3 x
51	50	2–6	10–15	2–2,5 min	6	2–3 x
53	52	2–4	10–15	2–2,5 min	7	2–3 x
55	54	2–4	10–15	2–2,5 min	8	2–3 x
58	58	2–6			9	2–3 x

Ergänzung: Bei Übung 46 auf eine gesamte Auflage des Beckens achten, um auch wirklich die gewünschte Trainingswirkung der richtigen Muskulatur zu erzielen.

Übung 58 muß beim Heimtraining mit dem Eisenschuh durchgeführt werden.

Obwohl auch hier das gesamte Stretchingprogramm zum Einsatz kommen sollte, sind die Stretchingübungen 4, 5, 13, 14 und 20 verstärkt zu trainieren (Kapitel 8).

Trainingsprogramm für den Totalrundrücken

Übungsempfehlung

Übung Nr. zu Hause	Übung Nr. Studio	Serien	Wieder-holun-gen	Pause zwischen den Serien	Reihenfolge der Übungs-durchführung	Übungs-häufigkeit pro Woche
18	18	2–4	10–15	2–2,5 min	3	2–3 x
21	22	2–6	10–15	2–2,5 min	4	2–3 x
36	39	2–6	10–15	2–2,5 min	5	2–3 x
44	44	2–6	8–10	2–2,5 min	1	2–3 x
46	46	2–6	10–15	2–2,5 min	2	2–3 x
56	56	2	8–10	2–2,5 min	6	2–3 x
57	57	2–6	2–6	2–2,5 min	7	2–3 x

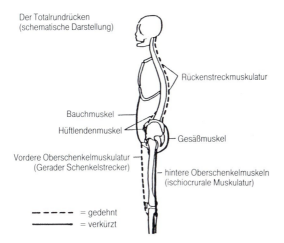

Der Totalrundrücken
(schematische Darstellung)

Rückenstreckmuskulatur

Bauchmuskel

Hüftlendenmuskel

Gesäßmuskel

Vordere Oberschenkelmuskulatur
(Gerader Schenkelstrecker)

hintere Oberschenkelmuskeln
(ischiocrurale Muskulatur)

- - - - - = gedehnt
———— = verkürzt

Folgende Muskelpartien müssen gedehnt werden:
– Brust-, Säge- und Zwischenrippen- muskulatur
– Gesäßmuskulatur
– hintere Oberschenkelmuskulatur

Folgende Muskelpartien müssen gekräftigt werden:
– hintere Schultergürtelmuskulatur
– Rückenstreckmuskulatur
– Hüftlendenmuskulatur
– vordere Oberschenkelmuskulatur

Ergänzung: Bei Übung 21 und 22 über den gesamten Bewegungs-ausschlag gehen.
Übung 56 und 57 können beim Heimtraining nur mit dem Eisen-schuh durchgeführt werden.
Obwohl das gesamte Stretchingprogramm empfehlenswert ist, sollten die Stretchingübungen 5, 6, 10, 12, 15 und 20 verstärkt trai-niert werden (Kapitel 8).

Training bei Beschwerden der Hals- und Brustwirbelsäule

Vor einem solchen Training sollte Rücksprache mit dem behandelnden Arzt genommen werden, um evtl. bestehende entzündliche Prozesse nicht noch zu verschlimmern. Natürlich kann ein Grundprogramm auch absolviert werden, nur müßte es um die aufgelisteten Übungen ergänzt werden. Besonders wichtig ist die ruhige gleichmäßige Übungsaus-führung, um zusätzliche Reizungen zu vermeiden. Wichtig ist zudem die Durchführung des Stretchingprogramms von Kapitel 8, insbeson-dere die Stretchingübungen 14, 15, 17, 18, 20.
Ideal wäre ein dreimaliges Training pro Woche.

10

Übungsempfehlung

Übung Nr. zu Hause	Übung Nr. Studio	Serien	Wieder-holun-gen	Pause zwischen den Serien	Reihenfolge der Übungs-durchführung	Übungs-häufigkeit pro Woche
18	18	2–6	10–15	2–2,5 min	1	2–3 x
21	22	2–6	10–15	2–2,5 min	2	2–3 x
20	20	2–4	10–15	2–2,5 min	3	2–3 x
29	27	2–4	10–15	2–2,5 min	4	2–3 x
34	39	2–6	10–15	2–2,5 min	5	2–3 x

Training bei Beschwerden der Lendenwirbelsäule

Lassen Sie zunächst von Ihrem behandelnden Arzt die Grenzen der Belastbarkeit feststellen, um keine erneuten Rückschläge zu erleiden. Das Grundprogramm kann bei einer guten Bewegungsvorstellung ausgeführt werden, nur sollte es um die aufgelisteten Übungen ergänzt werden. Streichen Sie jede Übung sofort, die Schmerzen auslöst. Führen Sie das Stretchingprogramm von Kapitel 8 durch, verzichten Sie aber dabei auf die Übungen 11 und 13. Jede Beschleunigung beim Krafttraining vermeiden und auf eine gerade Körperhaltung achten. Jede Selbstüberschätzung führt nur zu Rückschlägen.

Übungsempfehlung

Übung Nr. zu Hause	Übung Nr. Studio	Serien	Wieder-holun-gen	Pause zwischen den Serien	Reihenfolge der Übungs-durchführung	Übungs-häufigkeit pro Woche
34	39	2–6	10–15	2–2,5 min	3	2–3 x
41	41	2–6	10–15	2–2,5 min	1	2–3 x
46	46	2–6	10–15	2–2,5 min	2	2–3 x
51	50	2–6	10–15	2–2,5 min	4	2–3 x
53	52	2–4	10–15	2–2,5 min	5	2–3 x
55	54	2–4	10–15	2–2,5 min	6	2–3 x
57	57	2–6	10–15	2–2,5 min	7	2–3 x
58	58	2–6	10–15	2–2,5 min	8	2–3 x

Ergänzung: Die Übungen 57 und 58 können beim Heimtraining mit dem Eisenschuh trainiert werden. Im Studio darf die Übung 58 nur mit leichter Gewichtsbelastung wegen der möglichen Verstärkung der Hohlkreuzlage absolviert werden.